# Els vigilants de la salut

# JOAN GUIX

# ELS VIGILANTS DE LA SALUT

Qui són, en realitat, els que lluiten
contra la malaltia i les pandèmies
per evitar que assolin
la nostra societat?

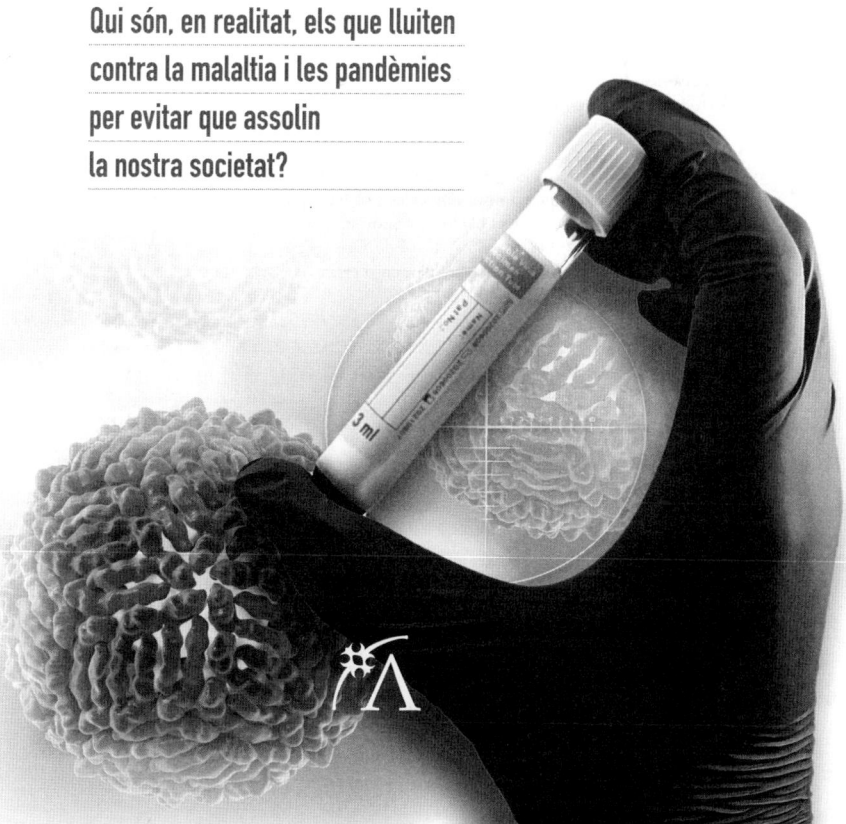

© Joan Guix Oliver, 2024
© Editorial Almuzara, s.l., 2024

Primera edició: novembre, 2024

Arcopress • Sociedad actual
Direcció editorial: Pilar Pimentel
Disseny i maquetació: Fernando de Miguel

www.editorialalmuzara.com
pedidos@almuzaralibros.com - info@almuzaralibros.com

Editorial Almuzara S. L.
Parque Logístico de Córdoba. Ctra. Palma del Río, km 4
C/8, Nave L2, nº 3. 14005 - Córdoba

Imprimeix: Gráficas La Paz
ISBN: 978-84-10354-64-7
Dipòsit Legal: CO-1817-2024
Fet i imprès a Espanya – *Made and printed in Spain*

*Als companys i companyes Vigilants de la Salut que van lluitar contra la pandèmia de la Covid 19. Un agraïment i un aplaudiment sense fi.*

*A Rosa Mari, Arnau i Anna per la seva paciència, ànims i amor constants.*

# Índex

1. Introducció ... 11

2. Què és la salut pública? Londres, 1854 ... 15

3. El mal de l'hamburguesa ... 27

4. La Barceloneta ... 35

5. El dinar dels bombers ... 45

6. El coronavirus ... 51

7. Vacunes i antivacunes ... 63

8. Karelia del Nord ... 73

9. Les noves oficines ... 81

10. Els mosquits ... 87

11. La calor i el canvi climàtic ... 93

12. El diagnòstic precoç ... 103

13. El dia a dia dels vigilants de la salut a Catalunya ... 107

Epíleg ... 113

# 1
# Introducció

Aquests darrers anys hem passat una de les pandèmies més importants des de fa més d'un segle. Els epidemiòlegs, la gent de la salut pública, han estat presents intensíssimament als mitjans de comunicació, fins al punt que ja coneixem de nom a molts d'ells i els seus rostres ens són familiars. Fins i tot alguns d'ells han estat personificats al programa d'humor polític de TV3 Polònia.

Però el meu dubte, per no dir la meva certesa, és que la gent del carrer encara no sap el que és la salut pública, i la confonen amb els serveis públics de salut, que no són el mateix ni de lluny. Durant el meu exercici professional he hagut de visitar a moltes autoritats, també a sanitaris, i, quan els deia que jo era de Salut Pública, hi havia dues respostes possibles: «I què és això?», o bé se'm posaven a parlar de com estava el centre d'atenció primària. I sí, molts sanitaris també es queden amb la cara a quadres quan se'ls hi parla dels salubristes, que és com ens diem els que ens dediquem a la salut pública.

La salut pública és una especialitat poc coneguda. Jo, en vides anteriors, vaig ser cirurgià abans de dedicar-me a la salut pública, i ningú em preguntava què feia un cirurgià, o un cardiòleg... Els metges que han acabat la seva carrera, a l'hora de triar especialitat a l'examen MIR, no solen triar l'especialitat de medicina preventiva i salut pública, que és com es diu oficialment aquesta especialitat mèdica. Tampoc ho fan amb la de medicina familiar i comunitària. Són dues especialitats, n'hi ha alguna més, que no tenen «glamur». Ningú ens fa un obsequi per Nadal per agrair-nos haver evitat una toxiinfecció alimentària.

La nostra, ho explicarem després, és una especialitat multidisciplinària, amb professionals provinents de la medicina, però també, i molts i moltes, de la veterinària, infermeria, farmàcia, biologia, psicologia, ciències ambientals i, fins i tot dret o ciències socials i altres; tots amb un sol objectiu: millorar la salut de les persones i evitar que emmalalteixin.

És per això que m'he decidit a escriure aquest llibret. Vol ser una eina de divulgació, per a explicar als no especialistes què són i què fan els salubristes.

I això ho he volgut fer d'una forma amena, comprensible, explicant històries, algunes viscudes per mi en primera instància i altres seguides molt de prop. No és un compendi de batalletes de l'avi. Tampoc és ficció, sinó relats senzills, no sempre literalment rigorosos, per tal de donar més proximitat a una feina que, crec que se'm nota, m'entusiasma. Té molt d'investigació detectivesca i de pel·lícula del CSI, i puc garantir que en tots els anys que m'hi he dedicat no he tingut ni un sol moment d'avorriment. De vegades, fins i tot hi ha hagut massa intensitat.

L'he volgut titular *Els vigilants de la salut* en record d'una sèrie televisiva de finals dels anys 80 del passat segle en què un grup de nois i noies guapíssims i catxes controlaven que els banyistes de la costa de Califòrnia no els hi passés res, que, ben vist i mirat, és semblant al que pretenem els salubristes; l'únic que no som tan guapos ni tan catxes ni de lluny. Almenys, la majoria. És una forma de rescatar aquest «glamur» que us comentava que no tenia la nostra feina. I qui no es conforma...

Si voleu aprendre la metodologia de la salut pública, aquest no és el llibre que busqueu.

12

Però sí que espero que qui se'l llegeixi acabi tenint una idea més clara del que és la salut pública, i de l'esforç, el rigor i la dedicació de la major part dels seus professionals.

Gràcies per haver-vos interessat per veure què i qui són aquests vigilants de la salut, i gràcies si us agrada el que llegiu.

Joan Guix
SALUBRISTA

# 2
# Què és la salut pública? Londres, 1854

Amb la revolució industrial hi va haver una molt gran migració del camp cap a les ciutats, especialment als països més avançats, com el Regne Unit o Alemanya. Les ciutats històriques no estaven preparades per l'allau de gent que hi va arribar en poc temps. Londres va passar de 958 000 habitants l'any 1801 a 1 948 000 al 1840, i en el mateix període de temps Leeds va passar de 53 000 a 123 000 habitants. L'amuntegament, els habitatges humits i sense condicions higièniques, les penoses condicions de treball i la mala alimentació o els fums produïts per la combustió del carbó van fer-hi forat. Llegir *Oliver Twist* de Dickens o altres obres similars ens porta a aquells temps. Hi havia misèria. La mortalitat es va disparar. Entre 1831 i 1844, Birmingham va pujar de 14,6 morts per 1 000 a 27,2 (més del doble); Bristol, de 16,9 a 31; i Liverpool, de 21 a 34,8.

Com ja hem dit, les condicions higiènic-sanitàries eren altament deficients, especialment els sistemes de distribució d'aigua o de clavegueram.

Londres va patir tres epidèmies de còlera especialment greus. L'any 1832 van morir entre 6 500 i 7 000 persones. L'any 1848 es va doblar el nombre de morts pel còlera, arribant a més de 14 000, i l'any 1854 van morir 700 persones en 10 dies, especialment als districtes més pobres del sud de Londres.

En la medicina de l'època hi havia dues grans tendències teòriques sobre com i per què es produïen les epidèmies. Els anomenats contagionistes creien que les epidèmies es transmetien pel contacte amb el malalt i els seus vestits i pertinences. Els miasmàtics defensaven que certes condicions atmosfèriques, com els corrents d'aire, transmetien els miasmes, que eren, segons ells, vapors tòxics emesos per matèries en descomposició, i així s'estenien les epidèmies, especialment el còlera. La visió més admesa era aquesta darrera.

Un metge, John Snow, no estava d'acord amb cap d'aquestes dues teories, sinó que pensava que l'aigua de consum hi tenia algun paper en la transmissió del còlera.

Va arribar a aquesta sospita en analitzar el que havia passat durant la segona epidèmia de Londres del 1848. Va adonar-se que l'aigua de consum d'aquella zona londinenca estava a càrrec, en aquella època, de dues empreses: Southwark and Vauxhall Water Company i Lambeth Water Company, i que ambdues extreien l'aigua corrent avall del Tàmesi, en una de les zones més contaminades del riu, mentre que la resta de companyies ho feien d'aigües amunt, molt més netes. Tinguem present que el clavegueram anava directament al riu sense cap mena de tractament ni depuració. Durant aquesta epidèmia, les zones proveïdes per ambdues empreses van tenir uns índexs de mortalitat molt més alts que a la resta de la ciutat, però similars entre elles dues.

El 1854 va esclatar una nova epidèmia de còlera. Snow es va adonar que en la zona proveïda per Lambeth Water Company, que el 1853 havia traslladat les seves captacions a la zona alta del riu, gens contaminat, es registraven molts menys casos de malaltia que a la zona de Southwark and Vauxhall Water Company, que mantenia les seves extraccions en la mateixa àrea, aigües avall, contaminades, registrant fins a 315 morts per cada 10 000 llars, mentre que a la zona de l'altra companyia proveïdora, la que s'havia traslladat, tenia una mortalitat de 37 per 10 000 llars, i a la resta de Londres era de 59. Alguna cosa hi podia tenir a veure el punt d'on es treia l'aigua.

16

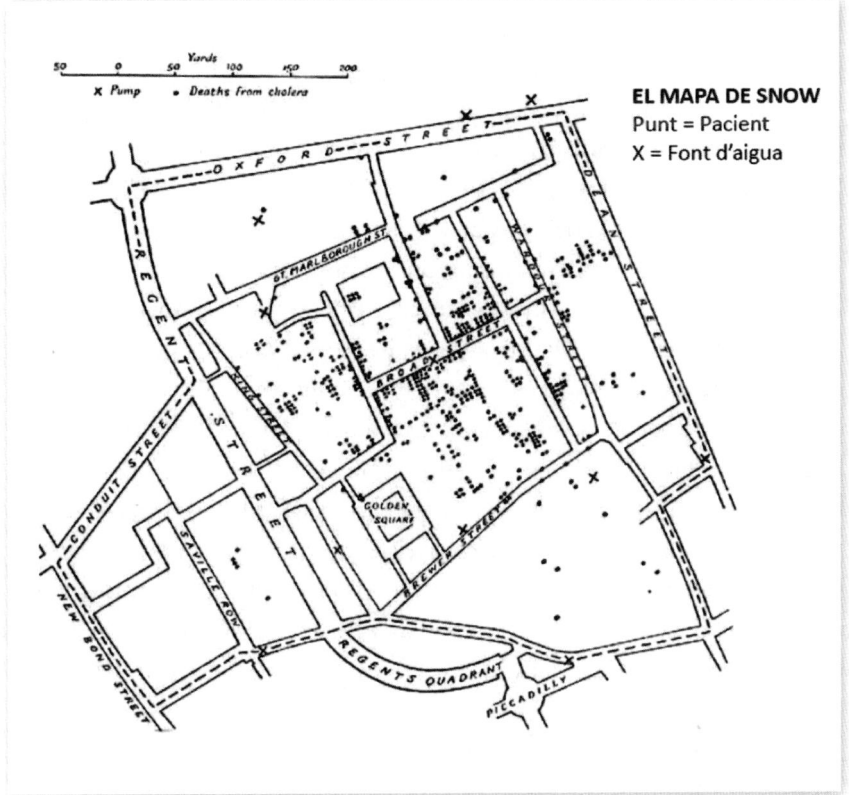

EL MAPA DE SNOW
Punt = Pacient
X = Font d'aigua

Per acabar d'arrodonir les seves sospites, va elaborar un mapa de l'àrea més afectada i hi va situar el domicili de 83 persones mortes per l'epidèmia, ubicant les diferents fonts públiques d'aigua i preguntant als familiars dels difunts d'on agafaven l'aigua. Cal recordar que l'aigua corrent era pràcticament inexistent i la gent, especialment els més pobres, es proveïen de les fonts públiques. La font majoritàriament utilitzada per aquesta gent més afectada era una situada a Broad Street, de la qual, a més, periòdicament hi havia queixes de què l'aigua desprenia mala olor. Continuant amb la seva investigació, va saber que per sota terra, a prop de la tubària que portava l'aigua de consum a la font, hi passava una conducció del clavegueram, en la qual es produïen filtracions que podien contaminar l'aigua de

17

consum propera. Estava clar. Les femtes dels malalts anaven a les clavegueres i es filtraven cap a l'aigua, transmetent així la infecció.

Snow va poder convèncer les autoritats municipals del seu punt de vista, no sense grans dificultats i enfrontaments, i la font de Broad Street va ser clausurada. L'epidèmia va decaure ràpidament.

Però no va ser la darrera. L'any 1866, mentre es feien les obres dels nous sistemes de tractament d'aigües de consum i aigües residuals, la zona del East End de Londres va patir la quarta epidèmia de còlera. Afortunadament, les lliçons apreses de Snow van permetre orientar adequadament la seva gestió.

Cal recordar que fins a la dècada dels anys 50 del segle XIX Pasteur no va formular la seva teoria germinal de les malalties infeccioses, en la qual s'evidenciava que eren els microorganismes els agents de les infeccions, i que es podien transmetre d'una persona a una altra a través de l'aire o el contacte físic, o amb altres elements o aigües contaminats per un infectat. No va ser fins al 1883 quan Koch va descriure el bacil del còlera, quasi 30 anys després que Snow posés fi a aquella epidèmia.

Snow va representar el naixement de l'epidemiologia actual. Avui en dia, al mateix punt on hi havia estat la font de Broad Street, ara nomenada Broadwick Street, hi ha una reproducció d'aquella vella font i un pub amb el nom de John Snow, punt de reverencial trobada de tots els epidemiòlegs que visiten Londres. Si mai aneu a Londres i passeu per allà, no deixeu de beure una pinta de cervesa a la seva memòria.

Hem parlat del segle XIX, però la preocupació per la salut de la comunitat ve de molt més lluny.

Si bé durant el Paleolític sembla que les condicions de nomadisme dels petits grups d'humans recol·lectors i caçadors no afavorien l'aparició d'epidèmies, el Neolític, amb el sorgiment de l'agricultura, la ramaderia i el sedentarisme, va veure néixer les ciutats, en les quals l'amuntegament de persones i animals en uns espais reduïts va propiciar el salt d'espècie de determinades malalties infeccioses, com per exemple dels bòvids als humans de la tuberculosi, i les condicions necessàries per a l'aparició de les primeres epidèmies.

A la Grècia antiga i la Roma clàssica els principis de l'hipocratisme eren els vigents, amb un interès especial en l'ambientalisme, és a dir, la influència de l'entorn en la salut de les persones. Aristòtil, a la seva obra *Política*, citant a Hipòcrates, deia:

El terreny sobre el qual s'ha d'assentar una ciutat ha de ser un vessant, com és habitual i normal. Hem de tenir en compte, però, quatre consideracions. La primera i més important és que l'emplaçament ha de ser saludable. Un vessant que doni a l'est, amb vents que bufen de la direcció de la sortida del sol, proporciona un bon emplaçament, millor que el refugi del costat nord, tot i que aquest proporcioni un ambient més favorable.

I el romà Marc Vitruvi Pol·lió escriu a *De Architectura*:

El primer serà triar un lloc saludable. [...] Tal emplaçament serà un lloc elevat, ni humit ni exposat en excés a les gebrades; el seu clima no haurà de ser ni massa fred ni massa calent, sinó temperat. [...] no hi ha d'haver pantans al seu voltant, o vens del sud o de ponent [...].

La higiene i la salubritat van ser dos seus elements més característics en la seva lluita per la prevenció de la malaltia, construint aqüeductes, claveguerams o banys públics, i això també és salut pública, encara que ells no li diguessin així.

L'edat mitjana va ser un gran pas endarrere en la lluita per la salut de les poblacions, especialment a l'Occident cristià, sota la total influència de l'Església i la religió cristianes. Les croades i els viatges, junt amb l'amuntegament, la misèria i les pèssimes condicions higièniques de les ciutats, van ser el brou de cultiu de les grans pandèmies que van assolar el món conegut, culminant amb el genocidi biològic que va representar l'exportació de malalties infeccioses al Nou Món,

19

com van ser la grip, el xarampió, la verola o la sífilis, entre altres, contra les quals els indígenes no tenien cap mena d'immunitat i que van comportar una mortalitat d'uns 40 milions d'indígenes, segons alguns autors contemporanis.

Al segle XVIII, amb la Il·lustració, apareixen els conceptes d'Estat modern i absolutisme. Es valora que la força d'un Estat recau en la força i la capacitat productiva de la seva gent, i, per tant, en la seva salut. L'Estat es preocupa per la salut del poble, no per solidaritat, sinó per interès polític i econòmic. Es retorna al neoambientalisme i a la preocupació per la higiene.

Dins d'aquest corrent, que Foucault denomina «medicina d'Estat», destaca la figura de Johann Peter Frank (1745-1821), veritable creador de la salut pública des d'un vessant social. D'ell són comentaris com: «La misèria és la mare de la malaltia» o «De res serveixen les reformes hospitalàries si el poble segueix famolenc i pobre».

Reflexionant sobre com assolir els seus objectius de millora de la salut de la gent, en tant que interès d'Estat, escriu:

Veig que els metges poques vegades estan en condicions de descobrir les causes de les malalties que afecten massivament els pobles o que no depenen del lliure albir de les persones, per molt acurades que siguin. No obstant això, n'hi ha moltes que podrien ser eliminades amb mesures preventives per part de les autoritats. Existeix una ciència sistemàticament elaborada que estableixi les normes segons les quals es podria aconseguir un objectiu d'aquest tipus?

Del desenvolupament d'aquests pensaments sorgirà el concepte de «policia sanitària», basada en l'establiment d'estadístiques vitals (mortalitat, natalitat...), la reglamentació de la pràctica mèdica i la creació de metges funcionaris nomenats pel govern responsables de la salut en un territori concret.

En aquesta línia, també seguint a Foucault, posteriorment sorgiran la «medicina de la urbanització», que es preocuparà per l'organització de la ciutat en el sentit de millora de la salut dels seus habitants, i la «medicina de la força laboral», per controlar la població obrera, el proletariat, cada cop més nombrós.

Veiem que, fins ara, la major part de les mesures que podríem qualificar com d'higiene busquen prevenir la malaltia. Poca cosa més es podia fer.

Però al segle XIX s'entra en una nova era. Com ja hem comentat abans, cap a la segona meitat del segle XIX, Pasteur, Koch i alguns altres varen posar la microbiologia, els microorganismes, en primera línia. Quan a partir de la meitat del segle XX es desenvolupen els medicaments, antibiòtics i similars per lluitar efectivament contra els bacteris, comença la primera revolució epidemiològica. Les infeccions ja no tindran per què ser un problema per a la salut de les persones. La salut pública es va medicalitzar, es va individualitzar. Ja no es centrava en la comunitat i el seu entorn, sinó en l'individu, el malalt concret i el seu tractament específic. Pesava més curar malalties que no pas evitar-les.

Després de la II Guerra Mundial neix l'estat del benestar als països desenvolupats i, amb ell, els serveis de seguretat social i serveis nacionals de salut, que ofereixen atenció pràcticament universal sota la tutela dels estats. El problema ja no són les infeccions, sinó les malalties cròniques. L'antic esquema de que una causa, un germen, provoca una malaltia, una infecció, ja no és vàlid. Parlem ara de multicausalitat. Diversos factors combinats són l'origen de les malalties. I aquests factors són fonamentalment hàbits (tabac, dieta, alcohol, sedentarisme) i ambientals. La segona revolució epidemiològica es centra en trobar factors de risc per tal de prevenir aquestes malalties cròniques. Posteriorment, cap als anys 70 i 80 del segle passat, la tercera revolució epidemiològica, representada per la Conferència d'Ottawa, es basa en la promoció de la salut i en el paper dels determinants socials i econòmics de la salut, en com la societat afecta, en positiu o negatiu, la salut de les persones. És la lluita contra les desigualtats. És quan ens hem adonat que el codi postal és més important que el codi genètic per a la salut de les persones.

Hem vist que les infeccions tornen a tenir un paper rellevant en forma de pandèmies d'origen zoonòtiques, d'origen animal, com la SIDA, l'Ebola o el coronavirus. D'altra banda, la tecnologia, la genètica i la intel·ligència artificial estan avançant de forma imparable i obren grans noves perspectives. Serà la quarta revolució epidemiològica?

Tot sovint, en parlar d'hospitals o centres d'atenció primària de propietat pública els refereixen com salut pública. És important aclarir que la salut pública no és el mateix que els serveis públics de salut. Certament, la major part de serveis de salut pública formen part dels serveis sanitaris públics, però no tots els serveis sanitaris públics són de salut pública. És una altra cosa ben diferent. La major part de centres sanitaris públics són assistencials, i el tractament de la malaltia no forma part essencial dels serveis de salut pública. La salut pública treballa amb la comunitat i per a la comunitat. Els serveis assistencials, tot i ser públics, treballen centrats en recuperar la salut dels individus. Un assistencial ve a ser com un jardiner, que té cura d'una planta o d'un arbre. El salubrista, el professional de la salut pública, és més aviat com un enginyer forestal, que té cura del conjunt del bosc.

Actualment definim la salut pública com «el conjunt organitzat d'actuacions dels poders públics i de la societat en el seu conjunt per tal de protegir i promoure la salut de les persones, prevenir la malaltia i tenir cura de la vigilància de la salut» (Winslow), i les seves accions es dirigeixen a protegir la població dels efectes negatius que poden tenir diversos elements del medi sobre la salut i el benestar de les persones; promoure la salut i prevenir les malalties, especialment aquelles per a les quals hi ha proves de l'eficàcia de les seves actuacions; vigilar la salut pública i actuar davant de brots i emergències; i fer actuacions específiques, encara que igualment transversals, com és el cas de la salut laboral o la seguretat alimentària.

L'Organització Mundial de la Salut (OMS) i els Centers for Disease Control and Prevention (CDC) van actualitzar l'any 2020 aquelles capacitats essencials, formulades per primera vegada el 1994, que tot servei de salut pública ha de realitzar de forma intersectorial i amb la col·laboració de la societat civil per tal d'enfortir i garantir el ple exercici del dret a la salut, actuant sobre els factors de risc i els determinants socials que els condicionen.

Aquestes funcions essencials són:

— La vigilància en la salut pública: el control i la gestió dels riscos per a la salut i les emergències.
— Promoció i gestió de la recerca i el coneixement en l'àmbit de la salut.
— Formulació i implementació de polítiques de salut i promoció de legislació que protegeixi la salut de la població.
— Participació i mobilització social, inclusió d'actors estratègics i transparència.
— Desenvolupament de recursos humans per a la salut.
— Assegurar l'accés i l'ús racional de medicaments i altres tecnologies sanitàries essencials de qualitat, segures i eficaces.
— Finançament de la salut eficient i equitatiu.
— Accés equitatiu a serveis de salut integrals i de qualitat.
— Accés equitatiu a intervencions que busquen promoure la salut, reduir factors de risc i afavorir comportaments saludables.
— Gestió i promoció de les intervencions sobre els determinants socials de la salut.

Per fer tot això, clàssicament distingim diversos àmbits d'actuació i especialització dels serveis de salut pública:

La vigilància epidemiològica engloba les activitats que detecten problemes de salut molt específics de les persones i de les poblacions, com, per exemple, les malalties transmissibles, els brots epidèmics, les infeccions alimentàries, els brots tòxics, els problemes de salut nous, etc.

La prevenció de la malaltia està dirigida a prevenir malalties concretes amb immunitzacions, consells, cribratge i tractament precoç. Ens referim a prevenció primària quan ens dirigim a persones sanes i actuem per tal d'evitar que emmalalteixin. Les vacunacions en són un exemple. La prevenció secundària actua sobre persones aparentment sanes per tal de detectar malalties en fase precoç i poder actuar abans que es presentin els signes i símptomes, oferint així un millor pronòstic per a evitar complicacions. El cribratge del càncer de mama n'és un exemple. La prevenció terciària actua sobre persones clarament malaltes per evitar que empitjorin o presentin complicacions. Per últim, la prevenció quaternària és aquella que realitzem per tal d'evitar iatrogènies, és a dir, problemes i complicacions deguts a l'acció mèdica i no a la malaltia que pateixi el pacient.

Les intervencions en promoció de la salut són prestacions i serveis dirigits a fomentar la salut de la població, i estimulen especialment l'adopció d'estils de vida saludables. Això s'aconsegueix, d'una banda, amb polítiques d'informació, sensibilització, comunicació i educació de la salut, i, de l'altra, afavorint la creació d'entorns promotors de la salut. Es tracta de capacitar la ciutadania perquè pugui prendre les decisions que resultin més positives per a la seva salut i crear les condicions adequades perquè les pugui dur a terme. A més, un altre aspecte que cal ressaltar és el suport a les xarxes d'agents comunitaris i el treball intersectorial.

Les accions de protecció de la salut són les intervencions, les prestacions i els serveis destinats a garantir que els productes alimentaris siguin salubres i que els agents físics, químics i biològics presents en el medi no afectin desfavorablement la salut de les persones. La protecció de la salut actua sobre l'entorn per tal d'evitar la malaltia, mentre que els serveis anteriors actuen sobre les persones. Per aquesta raó, aquestes intervencions s'han dividit tradicionalment en salut alimentària, que vetlla per tal que els aliments, en tota la seva cadena, des de la granja fins a la taula, compleixin les condicions d'higiene i salubritat necessàries; i salut ambiental, que treballa sobre l'aire i l'aigua en el mateix sentit. Per últim, dins la protecció de la salut també s'inclou la gestió de les zoonosis, és a dir, les malalties procedents d'animals que poden acabar afectant als humans, com pot ser la ràbia, i també, en el mateix sentit, s'encarrega de la lluita contra les plagues, per exemple, de rates. En aquestes situacions parlem de DDD: Desinfecció, Desinsectació i Desratització.

Dins la salut pública també hi incloem la salut laboral, que gestiona els problemes de salut específics del món del treball, tant en els seus aspectes preventius com d'educació per a la salut i vigilància epidemiològica.

Les addiccions de tot tipus, des de les toxicomanies fins a les addiccions conductuals (mòbils, joc, etc.), i la salut mental, en els seus aspectes preventius i de vigilància, també s'incluen habitualment dins els serveis de salut pública.

Per últim, una peça essencial per a la prestació dels serveis de salut pública són els laboratoris dedicats a analitzar mostres, tant alimentàries com de tot tipus, per tal d'identificar i quantificar elements químics i biològics que hi puguin estar implicats.

En un món totalment globalitzat, en el qual les relacions internacionals són constants, la salut internacional hi té un paper que l'OMS defineix com «El terme salut internacional ha estat i és comunament utilitzat per a designar programes i accions de caràcter educatiu, assistencial, tècnic o financer, realitzades per diversos organismes, agències i institucions de caràcter governamental o no governamental». En aquesta línia, els nomenats serveis de sanitat exterior ofereixen organitzar els controls sanitaris a la importació, l'exportació o el trànsit d'aliments, materials en contacte amb els aliments i altres mercaderies susceptibles de posar en risc la salut pública. També són els encarregats d'aconsellar, prescriure i administrar els tractaments preventius i vacunes necessaris per a garantir un mínim de seguretat en el viatges internacionals, especialment a zones més remotes o amb malalties endèmiques o epidèmiques.

25

Com es pot veure, el camp d'actuació de la salut pública es ampli i variat, i requereix d'uns professionals amb una formació específica i unes habilitats precises.

# 3
# El mal de l'hamburguesa

E l 4 d'octubre de 2000, des de l'Hospital de Sant Pau de Barcelona es van declarar a l'autoritat sanitària dos casos de nens afectats per la Síndrome Urèmica Hemolítica (SUH), el primer dels quals havia ingressat al centre el 29 de setembre.

La SUH és una malaltia, generalment d'origen infecciós, transmesa per aliments o per aigua contaminats, que pot ser molt greu i afecta amb més freqüència a infants, i que es caracteritza per diarrees, de vegades amb sang, i possible lesió vascular renal, provocant insuficiència renal. Els ronyons deixen de funcionar i es pot produir la mort del malalt. A més, la infecció es pot transmetre per contacte de persona a persona. Podien haver-hi més afectats.

Quan un metge identifica una malaltia que està en el llistat del que en diem malalties de declaració obligatòria (MDO) o un fet poc habitual, té l'obligació d'informar, en alguns casos concrets per via urgent, a les autoritats de Salut Pública per tal de prendre les mesures necessàries per controlar-la. La SUH és greu i forma part d'aquesta llista. Els metges de Sant Pau així ho varen fer.

Calia investigar per què i com havia passat això, i què es podia fer per tal que no s'estengués el possible contagi. Entren en acció els Serveis de Vigilància Epidemiològica.

Coneixen aquella cançó de Jose Luís Perales, la tonada que diu?:

*¿Y cómo es él? / ¿En qué lugar se enamoró de ti?*
*¿De dónde es?.. / ¿A qué dedica el tiempo libre?*
*Pregúntale / por qué ha robado un trozo de mi vida.*

Aquesta és la feina de la vigilància epidemiològica: investigar què, com, on, què fan els afectats i per què ha sorgit la malaltia, i per fer-ho entrevistaran a tots els pacients i els seus contactes.

Sabem que, generalment, aquesta malaltia és ocasionada per una infecció per alguns tipus concrets de bacteris com són l'Escherichia coli O157:H7 o alguns altres. Aquesta malaltia és també coneguda com el «mal de l'hamburguesa», perquè una forma clàssica de transmissió és per la ingesta de productes alimentaris fets amb carn picada, com mandonguilles, salsitxes o hamburgueses.

Però com arriba el germen al menjar? És un llarg camí.

El nínxol ecològic, el lloc on sol viure aquest bacteri, és al tub digestiu de gran nombre d'espècies: boví, porcí, gossos, aus...

Els excrements d'aquests animals poden contaminar aigües o verdures regades amb aigües contaminades, i, en ser consumides crues, en amanides, per exemple, poden infectar a les persones que les consumeixin. Aquesta és una possible via d'infecció, però la més freqüent és amb el sacrifici d'animals infectats. A l'escorxador, malgrat que un veterinari de salut pública sempre ho supervisa, en netejar les peces es pot produir una ruptura o una punxada accidental del tub digestiu de la bestia infectada i contaminar les peces de carn.

Aquestes peces de carn de l'escorxador passaran als distribuïdors, i d'aquí les llars domèstiques, restaurants o càterings, on seran cuinades i, després, consumides.

Si el germen arriba a una peça de carn massissa com un filet o un bistec, en fer la cocció per banda i banda el calor serà suficient com per esterilitzar-la i el microorganisme no arribarà al centre de la peça. Però si la carn és trinxada, el bacteri es reparteix per tot arreu, i, si

28

no es fa una bona cocció per damunt de 70-75 ºC al bell mig de la peça, aquest germen sobreviurà i proliferarà, i en ser consumit passarà a l'organisme humà i provocarà la infecció. Les hamburgueses, salsitxes i mandonguilles, sempre ben cuites!!!

Igualment, si les verdures que menjarem crues no són ben rentades, es poden tenir problemes, tot i que no és tan freqüent.

D'altra banda, no és pròpiament el bacteri el que ocasiona el mal, sinó una toxina que produeix la E. coli, nomenada Shiga o verotoxina, la qual cosa encara ho complica més, com ja es veurà més endavant.

Però tampoc és necessari haver consumit directament carn o verdura infectada. Com ja hem dit, la malaltia presenta diarrees. Els infants, que no sempre són prou curosos amb els temes d'higiene, si estan infectats poden contaminar-se les mans en anar al wàter i transmetre-ho a altres persones directament, o a través d'objectes que els infectats hagin tocat i contaminat.

Estem en front d'un brot epidèmic. Quan parlem de brot epidèmic ens referim a l'aparició sobtada d'una malaltia infecciosa en un lloc i durant un període de temps concrets. Generalment, parlem de brot quan la infecció és relativament petita i molt concretada a un lloc, tot i que, en realitat, brot epidèmic i epidèmia són el mateix.

Davant d'aquestes situacions cal cercar si ja tenim identificats a tots els afectats. Cal posar en marxa la cerca activa de casos. Intentem saber si en altres centres també s'han presentat casos o si hi ha malalts que no han anat al metge o que no han estat comunicats a les autoritats sanitàries. Si no els localitzem, la infecció es podrà disseminar amb més força. El número de reproducció, el famós R0, és a dir, la capacitat que té un infectat per E. coli O157:H7 d'infectar a altres persones, és d'entre 4 i 5, segons diversos autors. 10 infectats poden infectar fins a 50 persones més, i el temps durant el qual un infectat pot infectar a altres persones, la transmissibilitat, varia entre una setmana aproximadament en els adults i fins a tres setmanes en els infants. El risc de trobar-nos en front d'un gran problema és important en aquest cas.

Els epidemiòlegs dialogaran amb els afectats i intentaran esbrinar si han menjat carn picada, on l'han pogut menjar, quan i amb qui, i, a més, quins contactes han pogut tenir amb altres persones, i si aquestes presenten també símptomes o no. A més, prendran mostres de femta de tots els afectats i contactes propers per tal de, mitjançant l'anàlisi microbiològica de l'E.Coli O157: H7, confirmar o descartar la infecció.

No totes les persones que han estat en risc s'infecten, ni tots els infectats presenten símptomes. Si no tenen febre, diarrea, vòmits o mal de ventre ni cap altre senyal de malaltia, però el cultiu és positiu, parlem de casos confirmats asimptomàtics. Cal dir que aquests asimptomàtics, encara que no estiguin malalts, estan infectats i, per tant, poden transmetre la malaltia a altres persones. En total, durant tot l'episodi es van identificar 138 infants infectats, 6 d'ells molt greus, i 20 adults.

Si el cultiu és positiu ja tenim detectat al culpable. Ara cal saber d'on ha sortit, com s'ha transmès i com l'aturem.

En aquest cas concret, els epidemiòlegs van veure que la majoria de casos estaven relacionats amb una escola en particular de Barcelona i, dins d'aquesta escola, amb uns grups de edat dels 2 als 8 anys dels cursos entre P3 i 2on. A més, varen veure que una majoria dels afectats tenien en comú, a més de l'escola, l'edat i el curs, el fet que anaven al menjador escolar. Ja sabeu, la cançó d'en Perales... Però no tots anaven a l'escola o a les mateixes classes ni havien assistit al menjador escolar. Recordem: la transmissió persona a persona, o, com diem, fecal-oral, que estenia la infecció als contactes, fossin familiars o companys de jocs, encara que no anessin al menjador o a aquella escola.

Ara es tractava de saber com s'havia produït i quan.

Ja sabem quin és el microbi. Sabem que la incubació és d'uns 8 dies, és a dir, des que el bacteri entra en contacte amb el pacient i es manifesta la malaltia passen uns 8 dies de mitjana. El que sigui que hagués passat va ser entre 7 i 10 dies aproximadament abans que els primers casos desenvolupessin la malaltia. Respecte d'aquests primers casos, podem estar segurs que es van contagiar pel menjar, doncs si no hi haurien hagut altres malalts anteriors per tal que fos possible la transmissió persona a persona. Els primers casos van desenvolupar símptomes al voltant del dia 26 de setembre. El possible menjar responsable hauria d'haver estat consumit al voltant de 8 dies abans.

La nostra hipòtesi, recordeu, era que s'havia pogut produir per ingesta d'algun menjar contaminat, possiblement elaborat amb carn picada, o per alguna amanida. Cal revisar els menús escolars d'aquells dies, i es veu que, el dia 18 de setembre, en el menú de les classes afectades hi trobem salsitxes.

D'altra banda, no tots els infants d'una mateixa classes fan servir el menjador, o no tots els que el fan servir mengen exactament el mateix, i, per tant, no s'hauran infectat amb el menjar, però alguns poden haver tingut contacte amb els infectats mitjançant el contacte fecal-oral directe o a través de joguines o altres objectes.

Mentre tant, arriben notificacions d'escoles de tres ciutats més de Catalunya en les quals, en torn de les mateixes dates s'havien produït casos similars. Havia d'existir un punt de contacte comú.

Ara intervindran els professionals de Seguretat Alimentària, generalment veterinaris.

Tots els establiments de restauració i càterings tenen l'obligació de mantenir refrigerades i congelades petites mostres dels plats que s'han elaborat i distribuït, correctament identificats i amb data, durant un mínim de 5 dies. Són els menús testimoni, i són útils per poder-los analitzar i descobrir si algun dels productes estava infectat mitjançant anàlisis del laboratori de salut pública. Aquest no era el cas. Havien passat ja més de 5 dies i ja no existien. Ens continuàvem mantenint en una hipòtesi.

Però es podia saber on s'havien preparat els aliments i de quins escorxadors procedien les carns corresponents. És el principi de traçabilitat, que ens permet rastrejar un producte alimentari durant

31

totes les seves etapes per les que va passant, des de la seva producció, elaboració, distribució i destinació final, mitjançant documents i etiquetatges.

Això va portar als companys de Seguretat Alimentària fins a un escorxador concret i un càtering determinat, en el qual es van observar pràctiques inadequades en la manipulació dels aliments, concretament de les salsitxes, en relació al seu punt de cocció, per sota del 70 ºC abans esmentats.

No n'hi ha prou amb saber com ha anat el procés de la infecció. Cal establir mesures de control per limitar-la, evitant nous casos.

Això passa per tres camins: identificar i tractar als infectat; impedir que el mecanisme que ha generat les infeccions, en aquest cas, la inadequada manipulació al càtering, es repeteixi; i establir mesures per tal de tallar la cadena de transmissió epidemiològica.

Es tracta d'establir mesures de control dirigides a tallar els procediments que han portat a la mala manipulació de la carn, actuant sobre escorxador i prohibint al càtering continuar elaborant menús fins a haver resolt les falles en el seus procediments de manipulació dels aliments. Això es va fer el 18 d'octubre, tan bon punt es va identificar l'establiment i es van objectivar les males pràctiques, 14 dies després de la declaració dels primers casos. En detectar posteriorment l'incompliment de la prohibició, es va procedir a tancar el càtering. A més, es van posar en marxa el mecanismes sancionadors corresponents.

Ara, a més, calia evitar la transmissió persona a persona. Es va informar, per escrit i mitjançant reunions, a pares i familiars, i es van imposar mesures higièniques a l'escola i els familiars dels afectats, controlant el seu compliment.

També va caldre informar als pediatres del territori de les especials característiques d'aquell tipus d'infecció.

Davant d'un quadre clínic de diarrea infecciosa pot ser habitual que el metge indiqui un tractament amb antibiòtics per acabar amb la infecció. Com ja hem dit abans, el culpable del mal que genera

32

la infecció no és pròpiament el bacteri, sinó la toxina (Shiga) que produeix. Un tractament antibiòtic, en aquest cas, provocaria una destrucció massiva dels gèrmens i l'alliberament d'un torrent de la toxina que contenen, amb el gran risc de provocar greus lesions a l'organisme de l'infant. En aquest cas, els antibiòtics estan contraindicats. Calia recordar als pediatres que potencialment poguessin tractar algun cas sospitós que en cap cas es podien fer servir antibiòtics.

Era necessari, per últim, continuar amb la vigilància per descartar l'aparició de nous casos.

Un cop passat el doble del temps d'incubació, és a dir, 16 dies, sense l'aparició de cap cas nou, es podia donar per tancat el brot, 29 dies després d'haver-se iniciat.

Com hem dit anteriorment, 138 nens, dels quals 6 molt greus, i 20 adults infectats. Per unes salsitxes poc cuites.

# 4

# La Barceloneta

L'equip que està de guàrdia a Urgències de l'Hospital del Mar el 13 de novembre de l'any 2000 comunica a les autoritats de Salut Pública el diagnòstic de 5 casos de pneumònia per legionel·la, cosa altament infreqüent. Recordem que quan un professional sanitari detecta alguna de les malalties considerades com a malalties de declaració obligatòria (MDO) o alguna situació extraordinària està obligat a declarar-ho ràpidament a Salut Pública del territori en que es faci el diagnòstic. Surt molt de la normalitat el trobar cinc casos de legionel·losi en un mateix dia i en un mateix hospital, i d'un mateix territori: el barri de la Barceloneta. Podem parlar d'un brot epidèmic?

La legionel·la és un bacteri que es diu així perquè el primer brot identificat produït per aquest bacil va ser detectat a una convenció de la legió americana a l'Hotel Bellevue-Stratford de Philadelphia (Pennsylvania, EUA), al juliol de 1976, i que va produir 221 malalts amb pneumònia i 34 morts.

El seu nom oficial és Legionella pneumophila i es tracta d'un bacil, és a dir, un bacteri en forma de bastó, molt resistent i que sol créixer en un medi aquàtic dolç, estancat, amb microalgues, preferentment amb temperatures tèbies, i que és molt freqüent en els

35

nostres entorns. Quan passen corrents d'aire per damunt de les basses colonitzades amb legionel·la es poden aixecar microgotes o nebulitzacions d'aigua, que són transportades amb el vent a distàncies relativament considerables, de fins a un kilòmetre. Els sortidors i les fonts ornamentals o les columnes d'aire condicionat industrial, no les domèstiques, o els nebulitzadors ambientals que s'utilitzen a algunes fruiteries o peixateries per oferir un aspecte de major frescor de la mercaderia o per refrescar determinats climes són exemples d'on pot trobar-se i des d'on es pot estendre. La transmissió és, per tant, aèria.

Quan aquestes gotetes microscòpiques són inhalades per una persona, i especialment quan aquesta persona té algun tipus de malaltia crònica respiratòria, la legionel·la es dispersarà per l'aparell respiratori de l'individu i originarà una pneumònia, però, en alguns casos, l'afectació no serà tan grau i es limitarà a un quadre similar a un refredat: la febre de Pontiac. La sort és que, excepte en molt rares circumstàncies, la legionel·la no es transmet de persona a persona i el seu període d'incubació, és a dir, el temps transcorregut entre que el bacil entra en contacte amb el pacient i l'inici clínic de la malaltia, és d'entre 2 i 10 dies, sent l'habitual uns 6-7 dies. Aquesta darrera dada és important.

A partir del moment que es dona l'alerta, s'informa des de Salut Pública de l'Ajuntament de Barcelona (Institut Municipal de Salut Pública, IMSP, ara Agència de Salut Pública de Barcelona) a tots els centres d'urgències del territori de la troballa d'un possible brot epidèmic de legionel·losi. La legionel·la es diagnostica mitjançant un test d'antigen en orina i en aquells anys aquest test no es feia sistemàticament a tot arreu. Afortunadament, l'Hospital del Mar era un dels llocs on es feia si la clínica ho suggeria, i per això es van identificar aquells primers casos, però tot feia pensar que n'hi hauria d'haver més. Així, es van revisar tots els casos amb una clínica similar que s'haguessin pogut passar per alt sent diagnosticats, per exemple, com una simple pneumònia. Era la fase de cerca activa de casos. En total es van identificar 47 casos.

36

Es constitueix un comitè de seguiment, que es reunirà cada dia a les 9.00 en tant duri el brot, composat per membres de Vigilància Epidemiològica, Seguretat Ambiental, Laboratori, un representant de l'Hospital i un altre de l'ABS (àrea bàsica de salut) de la Barceloneta, i un representant de Salut Pública de la Generalitat. A més, són peces essencials d'aquest comitè un membre de l'equip de comunicació, doncs caldrà fer notes i rodes de premsa, i un advocat, per tots els assumptes legals que es vagin trobant (tancaments d'establiments o equipaments, sancions...). En aquesta reunió diària s'informa de les novetats i es planifiquen les següents actuacions a realitzar. A més, s'estableixen reunions freqüents amb els representants de l'associació de veïns del barri per tenir-los plenament informats sobre el que es fa.

Sabíem quina era la malaltia i a quanta gent havia afectat. Sabíem també que era un brot epidèmic, perquè es concentraven molts més casos dels esperats en un temps molt concret. Ara calia saber on, quan i com s'havia produït el brot.

Era essencial saber quan havia començat tot. Es va fer un gràfic amb la data d'ingrés a l'hospital de tots els malalts que van ser ingressats. Però no tots els diagnosticats van requerir ingrés. No ens donava una bona informació. Es va elaborar un altre gràfic amb la data en que tots els diagnosticats van iniciar símptomes, quan es van començar a trobar malament. El primer es va començar a sentir malalt el 29 d'octubre. Recordem que el període d'incubació, com abans hem dit, des de la infecció fins a l'inici dels símptomes, en la legionel·losi va dels 2 als 10 dies. La infecció s'havia d'haver produït entre aquests 2 i 10 dies. Els darrers infectats van iniciar clínica el dia 13 de novembre. Això ens indicava que entre el 19 i el 27 d'octubre, entre 2 i 10 dies des dels primers símptomes, alguna cosa havia passat. I la causa de la infecció havia deixat d'actuar en torn dels dies 3 i 11 de novembre, entre 2 i 10 dies abans d'iniciar la clínica els darrers.

Es va mirar el domicili dels afectats, i majoritàriament, encara que no tots, residien o havien estat al barri de la Barceloneta en

37

aquells dies. No és infreqüent. Podien no recordar que havien estat per aquella zona o es podia tractar de casos de legionel·losi procedents d'altres focus d'infecció aïllats. El domicili dels afectats es va marcar en un mapa, tal com va fer John Snow a l'epidèmia de còlera de Londres.

La Barceloneta és un antic barri mariner de Barcelona que té una forma de triangle, rodejat de mar per dues bandes i amb el parc de la Ciutadella al darrera. En aquella època era un barri modest, d'edificacions baixes i antiquades, però proper al Port Olímpic.

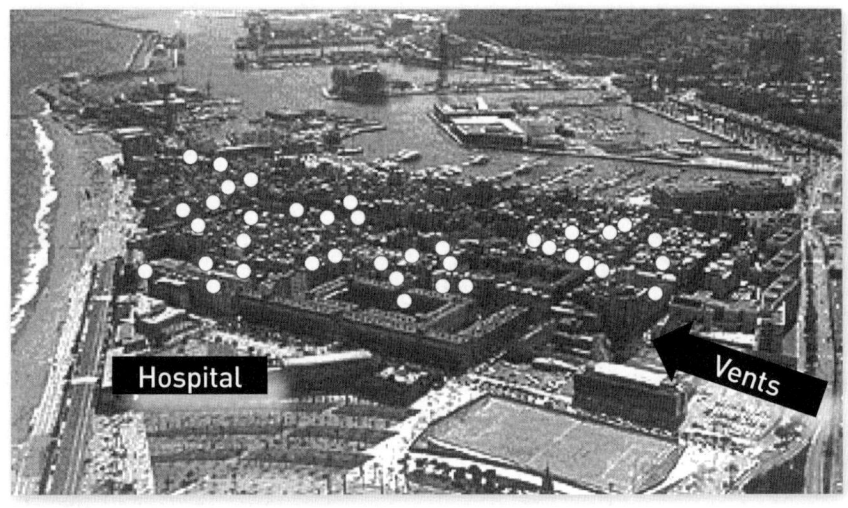

*Fotografia de la Barceloneta amb els domicilis dels pacients de la zona marcats amb un cercle. La direcció principal del vent està assenyalada amb una fletxa.*

Cal recordar que els focus principals de les infeccions per legionel·la s'originen en columnes d'aire condicionat industrial, que funcionen amb una cascada d'aigua i una mena de piscina que recull l'aigua del circuit i la torna a fer rodar, o bé per sortidors i fonts ornamentals, moviments de terra o qualsevol altre giny que provoqui vaporitzacions i microgotes d'aigua portadora del bacil.

38

L'any 2 000, malgrat que a l'Estat espanyol s'havien produït importants brots per legionel·la, com per exemple a Alcoi l'any 1999 amb 25 casos i un mort, o a Alcalà de Henares el 1996 amb 16 morts i 266 afectats, no existia cap normativa establerta ni registre per la localització i el manteniment preventiu dels ginys potencialment generadors del bacteri.

Es va establir un radi d'aproximadament un kilòmetre des de la Barceloneta. Recordem que legionel·la pot ser transportada pel vent fins a un kilòmetre aproximadament, i els professionals de Seguretat Ambiental i de Vigilància Epidemiològica van haver de buscar edifici per edifici possibles aparells i instal·lacions que potencialment poguessin ser el focus del brot. A la Barceloneta hi havia molt poques instal·lacions d'aquest tipus, però dins del radi d'un kilòmetre hi entrava el Port Olímpic, amb edificis comercials i sortidors.

A mesura que s'anaven identificant focus potencials, es prenien mostres i, en alguns casos, es tancava la instal·lació fins que tinguéssim els resultats de les analítiques processades pel laboratori de Salut Pública (que tardaven uns dies) per aturar l'expansió del bacteri, en cas que estigués contaminada. Inspeccionar i, al mateix temps, actuar. Les instal·lacions considerades de major risc, essencialment torres d'aire condicionat, van ser desinfectades després de la presa de mostres com a mesura preventiva. Es tractava d'identificar el focus i impedir noves infeccions. Cada instal·lació inspeccionada va ser assenyalada en un mapa. A més, era important conèixer quin havia sigut el sentit dels vents predominants a la zona entre els dies 19 i 27 d'octubre, ja que això ens podia indicar cap on podia estar situat el focus de l'origen del brot. Es va consultar al Servei Meteorològic al respecte i ens van indicar que les direccions predominants en aquelles dates van ser les marcades al mapa següent amb una fletxa.

El més curiós era que l'Hospital del Mar estava tocant a la Barceloneta. Les persones amb defenses baixes o malalties cròniques, especialment respiratòries, són més propenses al contagi. Cap resident ni visitant de l'Hospital del Mar, on aquests perfils eren molt

39

freqüents, havia emmalaltit. Això feia pensar que el focus havia d'estar fora del raig d'expansió des del focus originari.

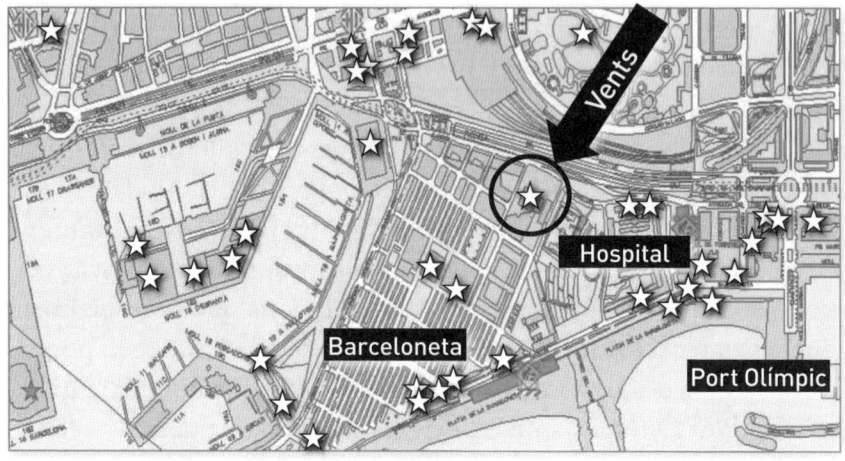

*Mapa de la Barceloneta i voltants amb les instal·lacions i obres investigades amb una estrella. La direcció del vent està marcada amb una fletxa.*

El 27 de novembre, 14 dies després de la declaració del brot, es van obtenir els primers resultats positius dels cultius microbiològics de les mostres ambientals. En mostres de les torres de refrigeració de dos edificis emblemàtics i d'una discoteca del Port Olímpic es va poder aïllar la *Legionella pneumophila*. Es va convocar una roda de premsa i es va comunicar el resultat als mitjans, i es va insistir en que, malgrat que el resultat era positiu, encara no podíem afirmar que aquestes instal·lacions eren el focus del brot. Ja ho teníem?

Doncs no. Tenir un resultat positiu a legionel·la no implica que tinguem el focus. La contaminació per legionel·la és freqüent, i, a més, en ocasions els ginys es contaminen per veïnatge amb altres instal·lacions contaminades com a conseqüència de les corrents d'aire.

El gènere *Legionella* està composat per més de 50 serogrups, diferents i cada espècie te molts tipus i subtipus. La que a nosaltres ens

40

interessa és la *Legionella pneumophila*, serogrup 1 o 6, que són, no els únics, però si els que amb més freqüència provoquen la malaltia en els essers humans. Saber que una instal·lació està contaminada per legionel·la o, fins i tot, si afinem i podem dir-ho, legionel·la serogrup 1, equival a conèixer el nom i el primer cognom del culpable, però no podem afirmar-ho si no tenim també el segon cognom i el DNI.

La investigació va continuar i, finalment, es va identificar una nova torre de refrigeració, situada a prop de les antigues instal·lacions d'una empresa de gas (Figura en pagina anterior. Cercle.), que en el moment de la inspecció estava inactiva i, per tant, no podia expulsar el bacteri. Si no hi ha aigua en moviment i nebulització, no hi ha expansió del bacteri.

El laboratori tenia cultius positius de legionel·la procedents de malalts i teníem cultius positius de mostres de la nova torre de refrigeració. Ambdues es corresponien. Ara sí que la teníem.

La situació de la torre era consistent amb la direcció predominant dels vents, la incidència i la distribució majoritària dels casos, i amb l'absència d'afectats a Port Olímpic i Hospital del Mar. Les estirps de *Legionella pneumophila* dels pacients i la torre de refrigeració del gas eren coincidents. Però, si està inactiva, no havia pogut disseminar el bacteri i ocasionar el brot.

L'explicació es va trobar aviat. Es tractava d'una torre de refrigeració que es posava en marxa automàticament en arribar a una determinada temperatura ambiental. Aquesta temperatura llindar s'havia assolit en algun moment entre els dies 19 i 27 d'octubre. Un espai amb aigua sense moviment i amb temperatures moderades és un bon medi pel creixement de legionel·la. L'aparell portava dies tancat i, en posar-se en marxa, va expulsar els bacteris que havien crescut al seu interior, ocasionant el brot. Pocs dies després, en baixar les temperatures, la màquina es va apagar automàticament, aturant així l'expansió del brot.

Es considera que un brot ha finalitzat quan han passat el doble de dies del temps màxim d'incubació del bacteri sense que hagi aparegut cap cas nou. Si la legionel·la té un període d'incubació d'entre

41

2 i 10 dies, un cop passats 20 dies sense cap cas nou es pot considerar que el brot està tancat.

47 malalts amb tres morts pel funcionament d'una torre de refrigeració. Això quedaria així i prou?

Ja he dit abans que, malgrat no ser el primer brot a l'Estat espanyol, no hi havia legislació que indiqués com havien de funcionar els artefactes amb risc de generar legionel·losi, ni quin havia de ser el seu manteniment o quines les mesures preventives a prendre per evitar problemes.

Alguns dels afectats o les seves famílies van presentar denúncies al jutjat corresponent contra la empresa titular de la torre per tal de demanar danys i perjudicis. No van reeixir. Al no existir legislació, no hi havia incompliment.

Com a resultat d'aquest brot, primer l'Ajuntament de Barcelona, després la Generalitat de Catalunya i, posteriorment, l'Estat espanyol van legislar al respecte, establint protocols de compliment obligatori per part dels titulars de les instal·lacions referents al manteniment dels ginys potencialment infectants.

Quatre anys més tard, al barri de Vallcarca, també a Barcelona, es va produir un altre brot de legionel·losi. 30 afectats amb dos morts.

Les coses ja eren diferents. Ja hi havia reglamentació. La pràctica de l'anàlisi d'antígens de la legionel·la en orina ja era rutinària en tots els serveis d'urgències, i les eines analítiques havien progressat.

Es va descobrir que el focus estava en quatre torres de refrigeració no declarades i amb manteniment deficient ubicades en un centre sanitari.

S'havia incorporat una nova tècnica analítica, la espectrometria de camps polsants, consistent, en resum, en comparar el mapa genètic dels bacteris obtinguts en les torres de refrigeració amb el dels pacients. En aquest cas, es va constatar una total coincidència. Sense cap dubte, la causa del brot eren aquelles instal·lacions.

L'Agència de Salut Pública de Barcelona (ASPB), successora de l'Institut Municipal de Salut Pública de l'Ajuntament de Barcelona, va obrir un expedient sancionador contra la empresa titular i li va imposar una sanció de 70 000 euros per l'incompliment dels protocols i la legislació vigent. El Servei Català de la Salut (CATSALUT), responsable de l'assistència sanitària a Catalunya, li va fer afrontar la totalitat de les despeses que havia costat el tractament als afectats, i l'empresa i els afectats i els seus familiar, després de portar el tema als jutjats, van arribar a un acord econòmic.

No es van poder evitar aquest brot ni les seves conseqüències, però no va quedar impune. I la reglamentació i les inspeccions per part dels serveis de Salut Pública han evitat i eviten molts malalts i moltes morts per aquesta causa.

# 5
# El dinar dels bombers

Nou membres de l'equip de guàrdia del parc de bombers de Palafrugell estan dinant: amanida casolana amb tomàquet, bacallà dessalat esmicolat, pebrot vermell, ceba i mongetes. Al dia següent, dos dels bombers que van participar al dinar del dia anterior ingressaven a urgències de l'Hospital de Palamós, des d'on, donada la seva gravetat, van ser derivats a l'Hospital Josep Trueta de Girona. Un cop allà, van ser traslladats d'immediat a l'UCI en estat molt greu i amb pronòstic reservat. Els dos afectats van presentar dificultat per tragar i parlar, visió doble i borrosa, dificultat per respirar, vòmits i un cert grau de paràlisi. Diagnòstic: botulisme, una malaltia poc freqüent en els nostres entorns, però greu.

D'immediat se'ls hi va administrar l'antitoxina botulínica per evitar la progressió de la malaltia. Malauradament, el mal ja s'havia produït. Quedarien seqüeles que tardarien en revertir. Els altres set no van tenir cap símptoma. Som a 28 de juny de 2016.

El botulisme s'origina per una *toxina* produïda per un bacteri, Clostridium botulinum, i els símptomes solen iniciar entre 12 i 36 hores després que la toxina hagi entrat al cos, generalment per via alimentària, tot i que també es pot presentar com a conseqüència

45

de contaminació de ferides o per intervencions de medicina estètica (botox). També pot estar causat per accions de bioterrorisme. La causa més freqüent de botulisme a casa nostra és la relacionada amb el consum de conserves casolanes mal elaborades. El bacteri no s'elimina al procés de preparació i creix, segregant la toxina, que es barreja amb els aliments suposadament conservats. Abans d'aquest brot, el darrer a Catalunya s'havia presentat cinc anys abans i va afectar a cinc membres d'una mateixa família de Barcelona.

L'Hospital Josep Trueta ho va comunicar als serveis de Salut Pública, doncs es tracta d'una MDO (malaltia de declaració obligatòria), i aquests van posar en alerta a la resta de serveis d'urgències de la zona, en cas que poguessin aparèixer altres casos similars.

Sabíem que el temps d'incubació és d'entre 12 i 36 hores, tot i que, si la ingesta de toxina ha estat escassa, la clínica pot retardar-se dies. En aquest cas, els símptomes són importants. Ens podíem situar entre aquestes 12 i 36 hores de la ingesta de l'aliment en mal estat de conservació. Érem, per tant, al dinar del dia anterior. Algun dels ingredients del dinar podia haver estar contaminat.

Els pacients i la resta de bombers del parc de Palafrugell van ser interrogats per professionals de Vigilància Epidemiològica. Calia saber com havia pogut succeir el fet.

Es va procedir a fer la enquesta epidemiològica, que, en aquest cas, va anar molt dirigida al dinar. La hipòtesi establerta va ser que els set bombers no afectats no van menjar exactament el mateix que els dos malalts. Dels diversos ingredients menjats referits pels intoxicats, per les seves característiques, hi havia dos possibles candidats: el bacallà dessalat i les mongetes. La resta d'ingredients eren frescos i, per tant, no podien haver estat afectats per la toxina botulínica. En canvi, el bacallà i les mongetes eren conserves o similars, i, per tant, candidats a ser els responsables. Sabíem, per tant, la marca i on havien estat comprades aquestes conserves sospitoses, però podien haver-hi més en circulació, amb el risc que això suposa. Més persones es podrien afectar si en consumien.

46

Les unitats de Seguretat Alimentària van procedir a prendre mostres de les restes de l'apart i dels envasos corresponents i a remetre'ls al laboratori de Salut Pública per al seu estudi analític. També es va informar a l'Agencia Española de Seguridad Alimentaria y Nutrición (AESAN), mitjançant la xarxa d'alerta alimentaria SCIRI, doncs els productes implicats podien haver estat processats i distribuïts en altres comunitats autònomes. Des d'allà, es va transmetre la informació de què es disposava a totes les comunitats autònomes. El SCIRI (Sistema Coordinado de Intercambio Rápido de Información), coordinat per la AESAN i de nivell estatal, és una eina d'alerta de riscos i incidències relacionats amb els aliments que puguin afectar la salut dels consumidors, i que també es coordina a nivell de la Unió Europea amb la RASFF (Red de Alerta Alimenticia Comunitaria), i amb la INFOSAN a nivell internacional. D'aquesta manera, qualsevol incidència produïda a qualsevol indret de la Unió Europea o del món es pot comunicar a tot arreu d'immediat per a poder prendre les mesures pertinents. Cal tenir en compte que molts productes alimentaris són distribuïts no tan sols a l'Estat, sinó també a l'estranger.

A més, es va ordenar la immobilització i retirada de la venda d'ambdós productes a tots els establiments per tal d'evitar que es poguessin produir més afectats. Era el 30 de juny.

El laboratori de Salut Pública va descartar la presència de toxina botulínica al bacallà, però va trobar un resultat positiu en un dels pots de mongetes consumits pels bombers i que havien estat recollits per la seva investigació. Ja teníem el producte causant de la intoxicació.

La ASPCAT (Agència de Salut Pública de Catalunya) va comunicar d'immediat als mitjans de comunicació els resultats, alliberant els envasos de bacallà de la prohibició de venda i distribució.

D'on havia sortit aquesta conserva de mongetes contaminada? En quina fase de la cadena de producció d'aliments s'havia pogut generar el problema?

Aquesta cadena de producció dels aliments es pot esquematitzar en una sèrie d'etapes: producció a la granja (bestiar o productes agrícoles); processament (conversió en productes derivats); distribució a establiments de venda o restaurants; elaboració domèstica o a l'hostaleria (cuinat); conservació i emmagatzematge del producte ja elaborat; i consum a la llar o a la restauració. En qualsevol d'aquestes fases es poden produir contaminacions o altres problemes.

Per les característiques dels productes sospitosos, sabíem que la probabilitat més alta de contaminació es trobava a la fase d'elaboració, en la qual es prepara i s'envasa la conserva.

Sabíem la marca, però ens calia més informació. No seria just retirar tots els productes d'una marca si no estan afectats o no en tenim sospites fonamentades. A més, una mateixa empresa processadora pot distribuir el mateix producte entre diverses marques diferents i, per tant, envasos amb diferents marques poden estar afectades pel mateix problema si s'ha produït a la mateixa cadena de processament.

Si agafem un pot de qualsevol tipus de conserva, a la tapa o a la etiqueta, trobarem una sèrie d'informacions i de codis. Són extremadament importants.

Per una banda, ens donen informació de la seva descripció, composició, valor nutricional, pes, i un codi de barres. Aquest codi de barres, interpretat, dona un conjunt d'informacions d'interès: número de codi de país, número d'empresa, número del producte i dígit de control o codi de seguretat. Hi ha múltiples models, però aquest és un dels més utilitzats.

48

Altres models d'etiquetatge més complerts poden afegir informació sobre la planta i la línia envasadora, i el dia, el mes, l'any i hora d'envasament.

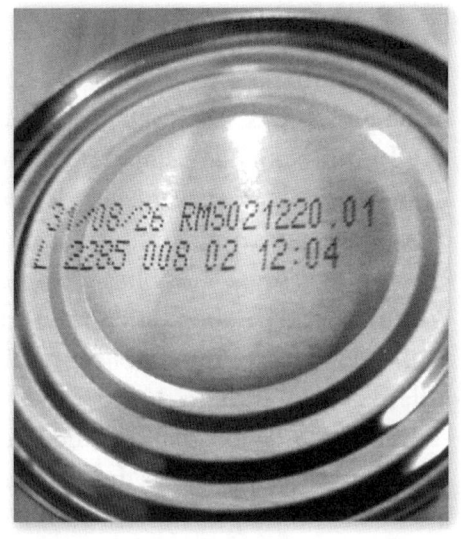

En tot cas, una informació essencial, molt més identificable, ens indica de quin lot d'elaboració es tracta i quina és la data de consum preferent o de caducitat.

Com ja hem dit anteriorment, un dels conceptes clau en Seguretat Alimentària és el de la traçabilitat: la possibilitat de trobar i seguir el rastre a través de totes les etapes de producció, transformació i distribució d'un aliment o d'una substància destinada a ser incorporada a aliments o amb probabilitat de ser-ho.

A partir d'aquesta informació impresa a l'etiquetatge i a l'embolcall podem arribar a l'empresa processadora i, a partir dels seus registres, saber on han anat els lots sospitosos, és a dir, en quins establiments s'han pogut comercialitzar i sota quina marca, i en quina data han estat elaborats. Estirant d'aquest fil es va esbrinar que la empresa processadora era fora de Catalunya, concretament a La Rioja, i que ho havia fet per a cinc marques diferents. 6 636 unitats podien contenir toxina botulínica. Es va ordenar la seva retirada immediata del mercat i es van comunicar als mitjans les marques i els números de lot potencialment infectats, doncs era possible que, igual que els bombers ho van comprar en un establiment determinat, altres persones hagin fet el mateix en altres botigues on s'havia distribuït el producte i encara no ho haguessin consumit. En aquest cas, es va informar que calia retornar el producte al comerç on ho havien adquirit, i se'ls hi tornarien els diners.

Des de Catalunya, mitjançant, com hem dit abans, l'AESAN, es va comunicar a les autoritats de Salut Pública de La Rioja el que havia passat i les sospites d'on es podia haver produït la contaminació. El inspectors de Seguretat Alimentària d'aquella comunitat van inspeccionar la documentació i les instal·lacions de l'empresa processadora i, d'acord amb la informació obtinguda, es va arribar a la conclusió que l'empresa implicada va detectar un problema de qualitat en una partida elaborada de mongetes en data de 20 de maig, més d'un mes abans, i que la va retirar abans de sortir al mercat, i la va aïllar i precintar, però que, per causa d'un error humà, la partida va ser reintroduïda al canal de venda i distribuïda als comercialitzadors sense que els responsables de l'empresa ho detectessin. Així va arribar a ser consumida pels nostres bombers.

Recordem que van ser ingressats a l'UCI el 28 de juny. El primer d'ells va passar a planta a primers d'agost i va ser donat d'alta, sense seqüeles aparents, el 12 d'agost.

El segon, el més afectat, va passar 113 dies a l'hospital, dels quals 99 va ser a l'UCI. Va quedar incapacitat per continuar fent la seva feina.

Els bombers, mitjançant els seus advocats, van demandar a la empresa de La Rioja, inicialment per via penal, sent desestimada la causa en considerar el jutge que la empresa havia complert totes les normes de seguretat que, segons ell, exigia la legislació vigent, i que tenien correctament superades totes les inspeccions perceptives.

Posteriorment, van reclamar per via civil un total de més de 900 000 euros com a indemnització.

# 6
# El coronavirus

L'any 2019, l'OMS plantejava quines eren les deu principals amenaces per a la salut mundial per aquell any, i, entre elles, calia destacar una probable pandèmia global d'influença (grip). Al setembre de 2019, la Junta de Vigilància Mundial de la Preparació (GPMB), creada per l'OMS i el Banc Mundial, al seu informe anual sobre preparació mundial pera les emergències sanitàries, titulat «Un món en perill», reflexionava sobre que calia preparar-se pel pitjor degut a una possible pandèmia causada per un patogen respiratori letal i que es propagués ràpidament. Afegia que detectava «falta de planificació i preparació davant una pandèmia letal causada per un patogen respiratori que es propagui amb rapidesa» i denunciava que «la falta d'intercanvi de dades i contramesures mèdiques en el context d'una emergència de salut pública d'importància internacional és inacceptable».

El 13 de gener de 2020, Tedros Adhanom Gebreyesus, director de l'OMS, advertia sobre una pandèmia global imminent.

Tots la esperàvem, però no sabíem quan arribaria. Deien que cada deu anys toca una pandèmia de grip. S'acostava el moment. Tots crèiem estar preparats.

Ja n'havíem passat moltes altres en els darrers 100 anys, després de la famosa grip espanyola del 1918-19, que havia produït entre 50 i 100 milions de morts a tot el món. L'any 1957 vàrem tenir la grip asiàtica; el 1968, la grip de Hong Kong; el 1976, l'Èbola, que es va repetir el 2014; el 1977, la grip russa. L'any 1981 hi va haver la gran tragèdia pandèmica de la SIDA, que encara estem patint durament, i després les «vaques boges», la grip aviar, MERS, Zika... Totes eren emergències internacionals de salut pública.

Però la història era com la de «Pere i el llop». De tant cridar «que ve el llop», quan va arribar ningú s'ho va acabar de creure i no es va reaccionar prou.

L'1 de gener de 2020, 12 dies abans de les declaracions del director de l'OMS, es reportaven 27 casos de pneumònia d'origen desconegut a Wuhan (Xina).

El 10 de gener, s'aïllava i s'identificava el virus SARS-CoV-2 de la família dels coronavirus, i se'l relacionava amb els casos de pneumònia a Wuhan, que ja s'anaven estenent per altres indrets de la República Popular de Xina.

El 30 de gener, el comitè d'emergència de l'Organització Mundial de la Salut (OMS) va decidir declarar l'emergència internacional. L'11 de febrer, la malaltia originada pel SARS-CoV-2 era denominada COVID 19 (COronaVIrus Disease, identificada l'any 2019).

Tot va ser molt diferent i molt ràpid. Va començar a la Xina, i la seva arribada a Europa va ser sobtada i d'extensió rapidíssima. Els primer casos a França, Alemanya i Espanya van ser quasi anecdòtics i lleus. El 21 i el 22 de febrer es va presentar, de cop i volta, un gran episodi al nord d'Itàlia. L'OMS encara no havia declarat l'emergència internacional. Itàlia ja està més a prop de Catalunya, molt ben comunicada, i amb una gran relació interpersonal entre ambdós territoris. Tres dies després, es diagnosticava el primer cas a Catalunya, i el 6 de març, la primera defunció declarada com a COVID 19. L'1 de març teníem declarats 14 casos. El 15, ja n'eren 903. El 31, quasi 20 000.

El 12 de març, a la Conca d'Òdena es van registrar més de 300 casos, amb una molt gran incidència entre professionals sanitaris, la qual cosa va fer que la Generalitat de Catalunya decidís tancar i aïllar el territori per intentar minimitzar l'extensió a la resta del Principat. El 14 de març, el Govern espanyol declarava l'estat d'alarma i imposava dures mesures de confinament i altres restriccions.

En un principi, els criteris diagnòstics de la COVID 19 marcats per l'OMS i l'ECDC consideraven com a sospitós qualsevol cas procedent o amb contactes propers, primer de Xina i després també d'Itàlia, i amb clínica que pogués suggerir un quadre gripal. En aquest cas, calia realitzar una prova de laboratori, la famosa PCR, sigles en anglès de Reacció en Cadena de la Polimerasa. El problema era que, en aquells primers moments, a Catalunya només hi havia un laboratori amb capacitat per fer-la de manera estandarditzada, i, per tant, la quantitat de PCR que es podien fer era baixa, quedant com a sospitosos molts quadres que no van poder ser confirmats. Posteriorment, es van poder incorporar més laboratoris i es va arribar a l'acord que, amb o sense PCR positiva, qualsevol cas sospitós havia de ser declarat i gestionat com a infectat.

A això va caldre afegir la carència d'EPI (equips de protecció individual), com mascaretes o vestits de protecció, pels sanitaris. Resultava que a Catalunya i a Espanya no se'n fabricaven. Tot s'havia deslocalitzat a Xina i altres llocs del sud-est asiàtic. La demanda mundial era tal que la producció era insuficient.

Fins a meitats de 2023, hi ha hagut 764 milions de casos, uns 7 milions de morts declarats i uns 20 milions calculats en total al món.

Malauradament, la pandèmia de la COVID 19 no s'ha acabat. Segueixen havent-hi infectats, ingressats i morts. No desapareixerà. Tot i així, el 5 de maig de 2023 l'OMS va declarar el final de l'alerta sanitària.

Però anem a aclarir conceptes per aclarir de què parlem en concret.

Quan es produeix un augment inusual del nombre de casos d'una malaltia determinada en un territori específic i en un període

53

concret, limitada en el temps, diem que és una epidèmia. Els termes «brot» i «epidèmia» s'usen sovint indistintament. Volen dir el mateix, però sembla que quan parlem de brot en lloc d'epidèmia rebaixem el dramatisme.

En aquest capítol parlem de les pandèmies. Una pandèmia és una epidèmia, però sense límits en l'espai geogràfic. Per tal què l'OMS declari l'estat de pandèmia s'han de complir dos criteris: que l'episodi epidèmic afecti més d'un continent, i que els casos de cada país ja no siguin importats, originats en un altre país, sinó provocats per transmissió comunitària. Així, la diferència entre epidèmia i pandèmia es d'extensió, en teoria, no tant de gravetat, encara que se sol entendre d'aquesta manera. Quan una pandèmia afecta a animals en lloc d'éssers humans, parlem de panzootia.

Un tercer concepte: emergència de salut pública internacional. Segons el Reglament Sanitari Internacional, és tracta d'un esdeveniment extraordinari que constitueix un risc per a la salut pública i que podria requerir una resposta internacional coordinada. És declarada pel director general de l'Organització Mundial de la Salut (OMS), després de l'avaluació i la recomanació d'un comitè d'emergències.

Mentre que per la gravetat o els nivells de la pandèmia no hi ha una conceptualització clara, sí que existeix per a la emergència. S'estableixen 6 nivells o fases.

A la fase 1, cap dels virus circulants entre animals no han afectat a éssers humans. A les fases 2 i 3, un virus que circula entre animals ha afectat a alguna persona. A les fases 4 i 5, ja considerades com d'alerta pandèmica, hi ha transmissió d'aquest virus de persona a persona, i a la fase 6, la darrera, la transmissió de persona a persona es manifesta en brots comunitaris i s'ha estès a diverses regions del mon. És ja la situació de pandèmia pròpiament dita.

Aclarim tres conceptes més. Una malaltia emergent es aquella malaltia infecciosa desconeguda o de nova aparició en un lloc en el qual mai havia estat registrada. Són malalties emergents, per exemple, la verola del mico o el Zika.

Una malaltia reemergent és aquella que ressorgeix o incrementa la seva incidència, havent estat considerades com a desaparegudes o controlades en aquest moment, en un lloc determinat. La tuberculosi o el xarampió en són exemples.

Per últim, una zoonosi, paraula que ja hem esmentat anteriorment diverses vegades, és una malaltia infecciosa que ha passat d'un animal a humans, i aquesta malaltia pot estar produïda per bacteris, virus, paràsits o agents no convencionals, i propagar-se als humans per contacte directe o a través dels aliments, l'aigua o el medi ambient.

El fet és que les malalties emergents i reemergents són cada cop més freqüents a nivell mundial.

Què ha pogut passar perquè això vagi així?

El món és un ecosistema complex i interrelacionat, i qualsevol alteració del mateix, per petita que sigui aparentment, pot produir grans variacions en el comportament del sistema a llarg termini.

Estem en plena crisi climàtica (d'això ja en parlarem més endavant) per l'acció humana. Es diu que estem vivint al període antropocé. D'una banda, la desforestació, el canvi d'usos de la terra, el turisme i la intromissió de l'ésser humà en territoris abans quasi verges, i la convivència entre persones i animals salvatges a nivell de comerç o fins i tot, dietètic provoquen un contacte cada cop més estret entre aquestes espècies animals salvatges, sovint exòtiques, i l'ésser humà, facilitant el salt d'espècie, el pas d'un agent patogen infecciós d'un animal a les persones: les ja esmentades zoonosis. Si a aquest fenomen de crisi climàtica hi afegim la globalització, que facilita i accelera els contactes de persones, animals i mercaderies fins i tot a grans distàncies i en relativament poc temps, es possibilita l'aparició de malalties emergents en llocs on, fins al moment, eren totalment desconegudes. Cada any apareixen cinc noves malalties humanes, de les quals tres són d'origen animal. El 70 % de les malalties emergents i gairebé totes les pandèmies conegudes són d'origen animal, és a dir, zoonosis. Els canvis d'usos de la terra, l'expansió agrícola i

55

la urbanització són la causa de més del 30 % de les malalties emergents. Canvi climàtic, globalització i pandèmies són fenòmens fortament relacionats.

Com ja s'ha dit abans, la pregunta no és si vindrà una nova pandèmia, sinó quan. Modelacions estadístiques recents preveuen que la probabilitat que una persona actualment viva visqui una nova pandèmia és del 38 % i aquesta probabilitat es pot duplicar en les pròximes dècades, i que una pandèmia similar a la COVID 19 es pot produir en un horitzó dels propers 59 anys.

Així ens va arribar el SARS-CoV 2 i la seva malaltia, la COVID 19, però com és transmet un agent patogen causant d'una infecció, un virus, per exemple, des del seu reservori animal fins als éssers humans? Cal explicar el que coneixem com a cadena epidemiològica.

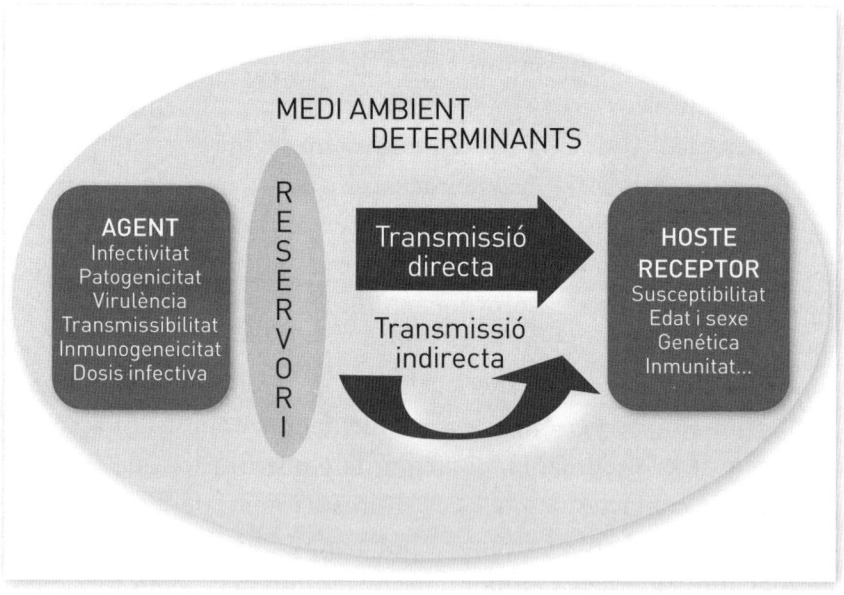

Aquest agent infecciós, un virus, un bacteri o un paràsit, que és un element imprescindible, però no suficient per tal de desenvolupar una malaltia, ha de sortir d'algun lloc. Al lloc on el microorganisme viu i es reprodueix habitualment li diem reservori. Des d'aquest espai, que pot ser un ésser viu o una superfície, aquest organisme ha d'arribar al seu objectiu, l'hoste. Per tal d'arribar-hi, cal un mecanisme de transmissió, és a dir, la manera com arriba el virus o similar a una persona per tal d'intentar fer-li patir la malaltia. L'agent infecciós pot arribar a l'hoste d'una manera directa, per via respiratòria, digestiva o per contacte, per exemple, o indirecta, a través d'objectes o superfícies, i en algunes ocasions utilitza altres éssers vius com a intermediaris per fer aquesta transmissió. Són els vectors.

En el cas de la pandèmia de COVID 19 es considera, ni que sigui provisionalment, que el reservori del virus SARS-CoV 2 poden ser determinats tipus de ratpenats, i els seus vectors, els pangolins, i que l'entorn en que s'hauria produït el salt d'espècie, la transmissió, hauria pogut ser un mercat en el qual hi convivien estretament animals exòtics i éssers humans.

Ara bé, no tot és tan senzill. Hi ha una sèrie de característiques que faran que aquest agent infecciós pugui fer més o menys mal, principalment, la infectivitat, que és el que fa que aquest agent tingui més o menys capacitat d'infectar, de penetrar en un altre esser viu; la patogenicitat, que és la capacitat de produir malaltia; la virulència o capacitat de fer mal; i la transmissibilitat o la capacitat de generar immunitat en l'hoste. També dependrà de quina és la dosi necessària, quina és la càrrega, el número d'agents infecciosos, per tal de ser capaç de produir la infecció. L'hoste també ho pot posar més o menys fàcil; pot ser més o menys susceptible, i la genètica i la immunitat hi tindran un paper essencial, així com l'edat, el sexe o altres determinants socials, com l'amuntegament, la dieta o la contaminació atmosfèrica, entre altres factors.

Ja tenim la infecció en marxa. Com ho podem gestionar per evitar danys majors o disminuir-los?

Per a poder gestionar una epidèmia o una pandèmia és útil dividir la població en tres grans grups teòrics: els susceptibles, és a dir, aquells que poden adquirir la malaltia al no tenir immunitat a l'agent infecciós; els infectats actius en un moment determinat, la prevalença, i que, per tant, poden transmetre la infecció; i els recuperats, que són aquells que ja han adquirit immunitat com a conseqüència d'haver passat la malaltia, als quals cal afegir els morts. És tracta del model SIR (Susceptibles, Infectats, Recuperats).

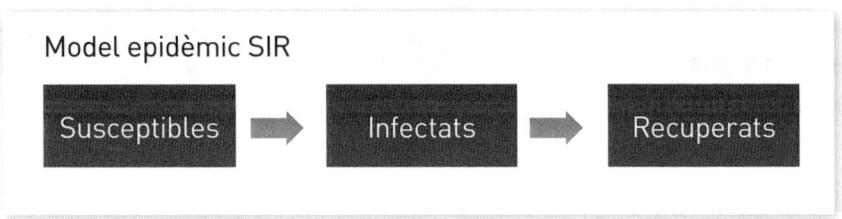

Model epidèmic SIR

Susceptibles ➡ Infectats ➡ Recuperats

Quan intentem calcular el creixement d'una epidèmia o pandèmia és important preveure el número d'afectats que es produirà, i això ho podem fer tenint en compte que la proporció a la qual una malaltia es propaga és proporcional al número de persones susceptibles i al número d'individus infectats. Ens interessa saber quantes persones sanes susceptibles poden ser infectades, de mitjana, per cada un dels infectats.

Recordem la llegenda del rei indi Sheram i el savi Sissa. Sheram estava trist i avorrit. Sissa se li va presentar i li va mostrar un nou joc, el que ara coneixem com els escacs. Al rei li va entusiasmar tan que li va dir a Sissa que li demanés el que volgués com a premi. Sissa va meditar i va demanar que se li donés un gra de blat per a la primera casella del tauler i que a cada casella s'anés doblant el número de l'anterior. Així, a la segona casella, havien de ser dos grans; a la tercera, quatre; a la quarta, vuit; i així fins a cobrir les 64 caselles. Al rei li va semblar poc, però finalment va acceptar i ordenà que així és fes.

Passats uns dies va demanar als seus ajudants si ja s'havia complert la seva ordre, i se li va respondre que encara no, que estaven calculant la xifra final. Això es va repetir diversos dies fins que, al final, els ajudants li van comunicar que no era possible donar-li a Sissa el que havia demanat, doncs no hi havia prou blat en tot el regne per a fer-ho. La xifra final era de divuit trilions quatre-cents quaranta-sis mil set-cents quaranta-quatre bilions setanta-tres mil set-cents nou milions cinc-cents cinquanta-un mil sis-cents quinze grans de blat (18 446 744 073 709 551 616 grans).

En aquesta idea és basa el concepte del ja famós R0 o número reproductiu bàsic. Quantes persones susceptibles poden ser infectades per cada una de les persones infectades? Si un malalt pot infectar, per exemple, a dues persones sanes susceptibles (R0 = 2), cada un d'aquests dos nous infectats ho farà a dos més, i així successivament. Si R0 és menor que 1, la epidèmia està en decreixement i s'apropa el seu final. Si està per damunt de 1, el brot està en marxa i en creixement. Quan en el model SIR la casella de susceptibles o la d'infectats es 0 i la de recuperats està en nivells màxims, ja s'ha acabat la epidèmia.

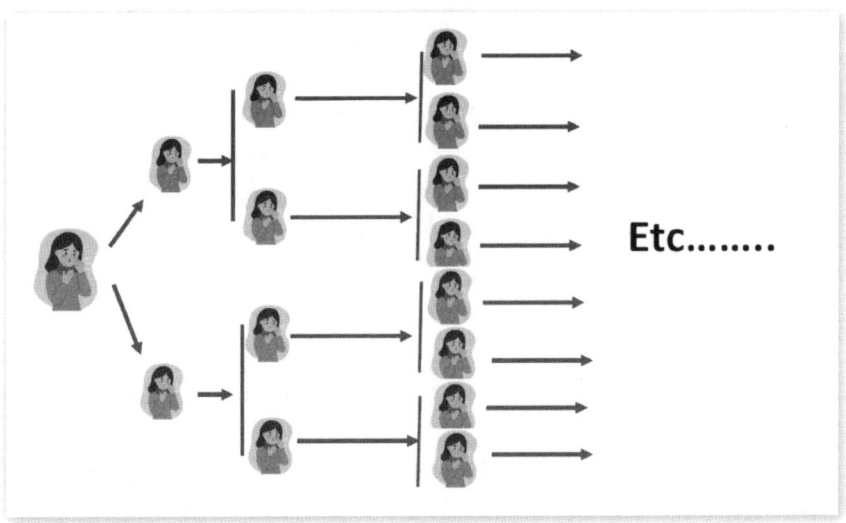

Per afrontar una epidèmia o una pandèmia, tenim dues estratègies bàsiques. La de contenció busca acabar amb l'agent infecciós, i per a això cal apostar al màxim per la detecció precoç i l'aïllament

59

de pacients infectats per tal d'evitar que puguin infectar a altres persones sanes, el rastreig de possibles contactes i l'aïllament dels sospitosos fins a confirmar o descartar la infecció, i, si és factible, la vacunació massiva per fer-los immunes a la malaltia, o la quimioteràpia massiva, i per disminuir els infectats. Aquesta estratègia pot ser efectiva quan s'aplica intensament des del primer moment, des de la detecció dels primers casos. Ara bé, quan ja s'ha imposat la transmissió comunitària, quan la epidèmia s'estén àmpliament, no és factible aplicar adequadament aquesta estratègia.

Un cop la malaltia ja està àmpliament estesa, cal implementar una estratègia de control i mitigació, que pretén ja no acabar amb el microorganisme, sinó reduir el seu impacte i la seva incidència. Es tracta d'evitar el col·lapse dels serveis sanitaris centrant-se al màxim en les persones amb major risc vital o de greus conseqüències, la qual cosa no vol dir que s'abandoni la detecció i l'aïllament de casos nous i la detecció dels seus contactes de risc.

En el cas de la pandèmia de la COVID 19 a casa nostra, cal acceptar que es va produir una reacció lenta agreujada per la manca d'eines, de tests, que permetessin un diagnòstic precoç i senzill, i per la carència d'equipaments de protecció individual (EPI). Tan sols es van poder posar en marxa mesures no farmacològiques (mans, mascareta, distància i ventilació) i de confinament per tal d'evitar al màxim possible les infeccions. Cal dir que, malgrat la duresa de les mesures, el resultat va ser acceptable a casa nostra, ja que es va assolir, de cara al mes de juny, sis mesos després de l'inici a Xina, una «desescalada» que va possibilitar aixecar el confinament i reduir la incidència i el R0, tot i que posteriorment el retorn del contacte entre persones i els errors en l'aïllament i la quarantena van possibilitar una segona onada, i, després, fins i tot es va a arribar a sis onades en total.

Afortunadament, va ser possible trobar i elaborar unes vacunes efectives i ben distribuïdes que van permetre, en menys d'un any, incrementar la casella dels «recuperats» i disminuir les de «susceptibles « i «infectats». A Catalunya es va arribar a un molt bon nivell de vacunacions, amb la qual cosa s'ha pogut disminuir dramàticament la incidència, els casos nous.

Una epidèmia, i encara més una pandèmia, no tan sols té un impacte clínic, sinó també econòmic, mediàtic, social i polític. La COVID 19 ha provocat una enorme crisi econòmica mundial, així com un fort impacte al sistema sanitari per efecte directe (afectats, morts i cronificats) o indirecte de la pandèmia, com a conseqüència de la sobrecàrrega del sistema, que ha incidit respecte a l'assistència a malalts urgents no COVID i d'altres malalties cròniques, i ha donat lloc a un enorme impacte social traduït en problemes psíquics i, fins i tot, psiquiàtrics.

L'impacte mediàtic també ha tingut unes dimensions fins ara desconegudes. S'han generalitzat paraules com «sindèmia» o «infodèmia».

La sindèmia, paraula sorgida de la contracció de «sinèrgia» i «pandèmia», és un terme encunyat per l'antropòleg mèdic Merrill Singer als anys 90 del segle passat, i fa referència a la interacció entre elements clínics i socials en relació a la expansió de determinades malalties que afecten a l'individu en diferents àmbits de la seva vida.

L'impacte mediàtic de la pandèmia ha originat el fenomen de la infodèmia, considerada com l'excés d'informació sobre un problema, la COVID, que dificulta trobar fonts i orientacions fiables, donant pas a molta informació descontextualitzada que porta a errors conceptuals, contradictòria o senzillament falsa, provocant confusió i desconfiança en l'opinió pública. Aquest terme va ser introduït pel periodista David Rothkopf el 2003 i durant la pandèmia de la COVID s'ha aguditzat per l'eclosió de les xarxes socials, sense cap tipus de control de veracitat. A més, donada la manca absoluta de coneixement sobre el comportament de la malaltia i el virus causant, la majoria de les editorials de revistes mèdiques van prendre la decisió de publicar en xarxa articles amb pretensió científica sense haver passat prèviament per l'avaluació dels comitès d'experts, que, en situació normal, revisen el correcte plantejament i les conclusions de qualsevol article científic. Moltes afirmacions, posteriorment reconegudes com a inexactes, van ser preses com a verdaderes per professionals pretesament experts, profunditzant encara més en les contradiccions i la desconfiança.

Una de les majors lliçons de la COVID 19 és la gran interrelació entre salut humana i salut animal i ambiental, fet que, d'altra banda, ha estat així des del Neolític, en que persones i animals domèstics van començar a conviure íntimament, facilitant així el salt d'espècie.

Per tal de fer front a possibles noves pandèmies, l'alternativa és la estratègia mundial One Health («Una sola salut»), impulsada per l'OMS, la FAO (Organització de les Nacions Unides per a l'Agricultura i l'Alimentació), el PNUMA (Programa de les Nacions Unides pel Medi Ambient) i l'OMSA (Organització Mundial de Sanitat Animal), que pretén augmentar i millorar la col·laboració interdisciplinar en la cura de la salut de les persones, els animals i el medi ambient per posar en marxa programes, polítiques i lleis a favor de la millora de la salut pública.

Ara, cal posar-s'hi i aprendre de les lliçons de la COVID 19. Si no ho fem, aquest cop serà difícil poder justificar-ho.

# 7
# Vacunes i antivacunes

El 23 de maig de 2015, un nen de 6 anys resident a Olot (Garrotxa) comença a trobar-se malament. Fa pocs dies que ha tornat de colònies a Palamós amb companys de la seva escola. Tenia mal de cap, febre i molèsties en empassar. Va anar empitjorant i el 28 va ser ingressat a l'hospital local. Allà, després de diverses proves, es va arribar a un diagnòstic: diftèria. L'infant no havia estat vacunat, tot i que la vacuna antidiftèrica forma part del calendari de vacunacions sistemàtiques de Catalunya. Dos dies després, era traslladat en situació crítica a l'UCI pediàtrica de l'Hospital de la Vall d'Hebron.

La diftèria, també coneguda com a «mal blanc», és una malaltia infecciosa produïda per un bacteri, *Corynebacterium diphtheriae*, que segrega una toxina que pot provocar greus lesions al cor, els ronyons i el sistema nerviós central, a més de formar membranes, principalment a nivell de laringe, faringe i amígdales, que poden provocar la mort per asfíxia. Es transmet mitjançant secrecions nassals o respiratòries i per contacte proper entre un infectat una persona sana. Tot i que a Espanya la diftèria havia estat una causa molt important de morbimortalitat, amb una incidència de fins a 1 000 casos per 100 000 habitants l'any 1941, després d'una forta campanya de vacunació iniciada l'any 1945 va desaparèixer pràcticament, fins que el darrer cas es va registrar l'any 1987. Des d'aquella data, no hi va haver cap cas de diftèria a l'Estat espanyol, i a Catalunya des de 1983. 32 anys sense cap cas.

I això és el resultat d'una bona i massiva vacunació.

Sempre s'ha dit que «val més prevenir que curar». Aquesta és la idea del que en diem prevenció primària, de la qual ja hem parlat al primer capítol, i que busca actuar sobre persones sanes per evitar que emmalalteixin. Les vacunes en són el millor exemple.

L'esser humà està envoltat de perills, molts d'ells en forma de bacteris, virus o altres paràsits que poden provocar malalties. Podem evitar-los mitjançant l'establiment de determinades conductes promotores de la salut, d'això en parlarem més endavant, o plantant cara i lluitant contra l'agressor. El nostre organisme es prepara per a establir mecanismes de defensa davant d'aquestes agressions mitjançant una mena de sistema defensiu intern composat per muralles (pell, mucoses, àcids gàstrics), cèl·lules, que són l'equivalent als guerrers, i eines (proteïnes, enzims, anticossos) a punt per a reconèixer els agents agressors externs i eliminar-los. És el sistema immunitari.

Aquest sistema defensiu l'anem construint amb els anys i, d'alguna manera, les «fitxes» d'aquells agents agressors més habituals estan perfectament enregistrades, i són liquidats d'immediat. Ara bé, hi ha una sèrie d'agents agressors infreqüents, com el bacil de la diftèria, contra els quals no disposem de mecanismes ja preparats, sinó que suposen la necessitat d'identificar-los com a perillosos i atacar-los amb eines adequades per a cada un d'ells. Algunes vegades hi ha temps per posar en marxa el mecanisme natural defensiu, però en altres casos, amb agents més agressius, no hi ha temps. Per donar una resposta adequada a aquests agents, com el de la diftèria, disposem d'una eina mitjançant la qual els nostres soldats del sistema immunitari reconeixen l'agressor encara que no l'hagin vist mai. Són les vacunes.

L'OMS defineix les vacunes com «qualsevol preparació destinada a crear immunitat contra una malaltia estimulant la producció d'anticossos. Pot tractar-se, per exemple, d'una suspensió de microorganismes morts o atenuats, o de productes o derivats de microorganismes». El sistema immunitari reconeix aquests fragments o microorganismes atenuats o morts com a enemics, genera defenses en forma d'anticossos i altres mecanismes, i està a punt per si algun dia aquest agressor perillós i infreqüent apareix. Aquesta és la feina del vigilants de la salut, dels professionals de la prevenció de la malaltia.

Tot això té inici cap a l'any 1717, en que Lady Mary Wortley Montagu, esposa de l'ambaixador anglès a Turquia, va veure que dones gregues de Turquia inoculaven petites quantitats de vesícules de malalts de verola a persones sanes, assolint així que els inoculats passessin una modalitat molt lleu de la malaltia, i ho va introduir a Londres. L'any 1796, el metge Edward Jenner, coneixent aquesta experiència, es va adonar que les grangeres munyidores de vaques que tenien la verola vacuna acabaven presentant unes ampolles a les mans que les protegien de la verola maligna, i va inocular líquid d'aquestes vesícules a persones sanes, immunitzant-les així contra la verola. Aquesta va ser la primera vacuna de la història. La verola es va declarar erradicada del món l'any 1979. Les vacunes, junt amb la potabilització de les aigües de consum, han estat els dos avenços més grans en la història de la salut pública. Des d'aleshores, milions de persones, especialment infants, han salvat la vida gràcies a les vacunes. Es calcula que cada any s'eviten de 2 a 3 milions de morts al món, i a Catalunya s'eviten uns 33 000 casos de malalties immunoprevenibles, tot i que la vacunació no és obligatòria, sinó tan sols recomanada. Les vacunes funcionen, són efectives, i, per damunt de tot, són segures. La Universitat Johns Hopkins ha calculat que per cada euro invertit en vacunes estalviem uns 40 € en assistència sanitària. Catalunya inverteix uns 50 milions d'euros anuals en vacunes, la qual cosa suposa un estalvi d'uns 2 000 milions d'euros, és a dir, un 20 % del pressupost de salut. És eficient. I no tan sols pel seu efecte directe. En incrementar la immunitat, hi ha una menor

65

transmissió, amb la qual cosa fins i tot aquells que no han estat vacunats se'n beneficien de la vacunació, doncs tenen menys possibilitats d'infectar-se. És el que se'n diu immunitat de ramat.

Tornem a la diftèria. Segons el calendari de vacunacions sistemàtiques de Catalunya, la vacuna de la diftèria s'administra junt amb la del tètanus, la tos ferina, la poliomielitis, *Haemophilus* i l'hepatitis B en forma de vacuna hexavalent (sis vacunes en una sola punxada) en els primers mesos de la vida, amb una dosi de record posterior. La seva eficàcia es troba entre el 85 i el 90 %, és a dir, funciona molt bé, encara que no garanteixi el 100 %. Cap teràpia garanteix el 100 %. Certament, en alguns casos, mínims, pot produir efectes secundaris importants; la possibilitat es de menys d'una de cada milió de persones vacunades. Qualsevol medicament pot tenir efectes secundaris. Mirem els prospectes de qualsevol fàrmac: la «inofensiva» aspirina i els seus derivats cada any ocasionen més de 20 000 hemorràgies i uns 3 000 morts tan sols al Regne Unit. Hi ha molt més risc en prendre una aspirina que en ser vacunat. Hi ha més risc si s'emmalalteix i no s'està vacunat que en vacunar-se. És segura. El sistema d'autorització d'una nova vacuna és seriós i exigent. La mortalitat per diftèria és d'entre un 5 i un 10 % dels afectats, i més alta en nens petits. El balanç entre risc d'efectes secundaris greus i risc de mort per malaltia està clar. Convé la vacunació.

En capítols anteriors ja hem parlat del R0. Recordeu el joc dels escacs i el premi pel seu inventor. R0 és el número de persones sanes que calculem que un portador de la malaltia, en aquest cas la diftèria, infectarà. Per a la diftèria, l'R0 d'un malalt o portador (aquell que «porta» el bacil de la diftèria sense presentar malaltia) és de 6-7. Un pacient infectarà 6 o 7 persones sanes.

Els professionals de Vigilància Epidemiològica van haver de localitzar els contactes més propers del noi malalt per detectar si havien estat infectats i actuar al respecte. Calia tallar la cadena de transmissió epidemiològica, que no hi haguessin més malalts ni portadors. Els pares, l'àvia i la germana van ser tractats preventivament amb antibiòtics i aïllats perquè, en cas d'haver estat infectats, i fins que es demostrés que no ho estaven, no poguessin transmetre la infecció a altres persones. Es van practicar proves als altres companys d'escola i contactes propers o no tan propers. Vuit infants més van ser detectats com a portadors, no malalts, del bacil de la diftèria. Es calcula que entre un 0,2 i un 0,4 % de la població espanyola és portadora del bacteri. Aquests 8 van ser vacunats, tractats amb antibiòtics i aïllats. Es va revisar l'estat de vacunació de 56 contactes propers i 150 d'altres contactes, i, a més, van ser tractats amb antibiòtics com a mesura preventiva. També es va revisar l'estat vacunal de la població escolar de la ciutat; 47 infants no estaven vacunats. Els vigilants de la salut van actuar per evitar un brot epidèmic molt greu.

Mentrestant, calia fer tot el que es pogués per salvar l'infant. Recordeu que un dels grans problemes de la diftèria és la toxina que segreguen els bacteris i que lesionen greument diversos òrgans del cos. Cal administrar l'antitoxina adequada per bloquejar l'efecte de la toxina diftèrica, encara que el mal ja està fet. El problema és que, donat que des de fa 32 anys no hi ha hagut cap cas, a Espanya no es disposa d'estoc d'antitoxina diftèrica. Es va haver de fer una cerca internacional per trobar les dosis necessàries, que finalment es van poder importar des de Rússia, on la situació epidemiològica de la malaltia és diferent a la nostra. Se li va poder administrar, però, malgrat tot, malauradament, l'infant va morir el 26 de juny.

I doncs, per què hi ha gent que es nega a vacunar-se? No parlem d'aquelles persones que per problemes econòmics o d'accessibilitat al sistema sanitari no ho poden fer encara que vulguin. Aquest és un altre problema. Parlem dels que coneixem com a reticents a la vacunació o, col·loquialment, antivacunes.

Aquest no és un fenomen nou o propi de la modernitat. El 1853 es va constituir al Regne Unit la Anti-Vaccination League, i el 1867 la Lliga contra la vacunació obligatòria (Anti-Compulsory Vaccination League), com a reacció a una sèrie de normatives britàniques que obligaven als pares a vacunar als seus fills.

Però l'aval més influent per les visions reticents a les vacunacions va aparèixer més tard.

El 28 de febrer de 1998 la molt prestigiosa revista mèdica *The Lancet* publicava un article signat per Andrew Wakefield i 12 metges més del Royal Free Hospital and School of Medicine de Londres, en el qual es relacionaven lesions inflamatòries intestinals, alteracions neurològiques greus, especialment autisme, i vacuna triple vírica en nens vacunats. Aquesta publicació venia precedida d'una altra del mateix autor principal, tres anys abans, en que ja relacionava lesions inflamatòries digestives i vacuna triple vírica.

L'autisme, o trastorn de l'espectre de l'autisme (TEA), és una malaltia o conjunt de malalties, segons es consideri, relacionada amb el desenvolupament del cervell que afecta la forma de pensar i comportar-se, la comunicació i la interacció amb els altres, i que sol començar en els primers anys de la infantesa, generalment en el primer any, i més endavant provoca problemes per relacionar-se en la societat.

La vacuna triple vírica està composada de tres components virals atenuats (després ja explicarem què és això) per prevenir tres malalties, xarampió, galteres i rubèola, que s'administra en injecció, i la primera dosi de la qual s'administra entorn dels 12 mesos de vida.

Wakefield i els seus companys van realitzar un estudi de 12 infants, 11 nens i una nena, amb edats entre els 3 i 10 anys, atesos a la seva unitat d'aparell digestiu per trastorns inflamatoris intestinals associats amb pèrdua d'habilitats de llenguatge i canvis en el comportament. 9 d'aquests nens van ser diagnosticats d'autisme i 8 d'ells havien estat vacunats amb la vacuna triple vírica. Wakefield va relacionar la vacuna amb l'autisme i va iniciar una campanya mediàtica i pretesament científica contra la triple vírica, apostant per una vacuna simple només per prevenir el xarampió. Ràpidament, es va constituir un moviment ciutadà per reclamar als laboratoris fabricants de la triple vírica, malgrat que molts científics de prestigi van remarcar que les conclusions eren prematures i poc fonamentades, i aquest moviment va agafar una enorme volada a tot el món, especialment al Regne Unit i als Estats Units, convertint-se en la Bíblia dels antivacunes.

Posteriorment, el periodista Brian Deer del Sunday Times va descobrir i publicar que Wakefield tenia interessos molt importants en la patent i el desenvolupament d'una vacuna contra el xarampió d'un sol antigen, la que ell defensava i per a la qual la triple vírica era una gran competència. Wakefield tenia interessos econòmics en desacreditar la triple vírica, i els havia amagat. A més, rebia diners per part dels advocats que portaven les demandes dels pares de nens autistes contra els laboratoris fabricants de la triple vírica. La major part dels seus companys de recerca, en assabentar-se de la situació, es van retirar del projecte.

La realitat era que l'edat d'inici dels símptomes de l'autisme coincideix amb la de la vacunació amb triple vírica i aquesta casualitat va ser interpretada interessadament com una conseqüència de la vacunació.

Al febrer de 2010, *The Lancet* es va retractar públicament de la publicació i la va retirar dels seus arxius en constatar que moltes de les dades i els resultats del article eren falsos, i el Col·legi de Metges del Regne Unit va prohibir la activitat mèdica de l'autor i el va expulsar. Tot i així, actualment, Wakefield es guanya meravellosament la vida pronunciant conferències i escrivint sobre els perills de les vacunes arreu del món.

Però el mal estava fet. Es va experimentar, i encara ho patim, un notable descens de la vacunació amb triple vírica entre els infants, sobre tot britànics i nord-americans, amb una pujada notable del xarampió, les galteres i la rubèola.

Certament, a Catalunya els renuents a la vacunació encara representen un percentatge petit, però en països veïns ha esdevingut un problema molt important. L'OMS va declarar que la renuència a la vacunació era un dels deu grans perills per a la salut al món l'any 2019.

Si bé a Catalunya tenim un dels nivells de vacunació, sobretot infantil, més alts del món, es calcula que un 6 % de la població té opinions no favorables sobre les vacunes. El nostre entorn és ben diferent. A França, els que no accepten les vacunes estan entorn d'un 40 %, i a Grècia, d'un 25 %.

No podem parlar de bojos, estafadors o ignorants. No es tracta d'un col·lectiu homogeni. Resumint molt, podríem enquadrar els renuents en tres grans grups: els cauts i mal informats, els ideològics i un grup, mínim però molt perillós, que és el d'aquells que es mouen per motivacions crematístiques. Wakefield està entre aquests darrers.

Respecte del primer grup, contràriament al que solem creure, quan ens referim als renuents a les vacunes no podem parlar de «desinformats». Justament, aquestes persones, generalment de les capes més educades i benestants, disposen de molta informació, però no sempre rigorosa o basada en el coneixement objectiu. La seguretat és el seu cavall de batalla. Per què cal córrer el risc d'un efecte secundari o una reacció adversa greu si aquestes malalties són quasi inexistents al nostre entorn? No són productes naturals ni prou segurs, afirmen, i només responen als interessos de les industries farmacèutiques. Missatges contradictoris, molts cops per part dels mateixos professionals sanitaris, poden reforçar aquest moviment, així com polèmiques no ben explicades sobre determinades vacunes, com la del papil·loma (VPH), calendaris vacunals diferents i contradictoris, o fins i tot una certa actitud de deixadesa a l'hora de recomanar i explicar la vacunació per part d'alguns professionals sanitaris.

Un segon grup és el d'aquells col·lectius basats en motivacions ideològiques, ecològiques, polítiques o religioses: medicines «naturals», infecció natural com a protecció o, fins i tot, negació de l'existència real d'algunes d'aquestes malalties.

Per últim, hi ha aquells que viuen d'expandir la reticència aconsellant productes alternatius inefectius o clarament perjudicials. Certament, també passa que alguns líders d'opinió dels dos primers grups, per benefici econòmic o buscant prestigi, acaben incorporant-se a aquest darrer grup.

En tot això, internet i les xarxes no ajuden massa, estenent, sense cap control de veracitat i rigor, falses informacions.

A Olot, els pares, a partir de les informacions que van rebre, havien cregut que feien el millor que podien pel seu fill al no vacunar-lo. Possiblement, creien que en la composició de les vacunes hi ha massa elements tòxics, adjuvants i conservants, com el tiomersal, o que hi havia més risc de patir la malaltia si s'injecten fragments o formes atenuades d'un microbi que, a la fi i al cap, pensen, ja està erradicat a casa nostra. O potser que les vacunes són innecessàries i que només responen als interessos econòmics de les multinacionals. No eren «terraplanistes» ni esotèrics, ni molt menys extremistes, fanàtics o bojos. Estaven mal informats i mal aconsellats.

Ho hem dit abans: les vacunes salven vides. Per molt que personatges pretesament famosos o suposats experts ens intentin vendre una altra cosa, no és així. Per molt que les xarxes socials reprodueixin missatges i raonaments falsos, sense cap rigor ni control científic, no és així. Encara que les multinacionals tinguin interessos econòmics, les vacunes salven vides. Si es fa balanç entre uns riscos amb probabilitat baixa i uns beneficis clarament alts, no pot haver-hi dubtes.

# 8
# Karelia del Nord

Com a conseqüència de la II Guerra Mundial, Finlàndia va perdre bona part del seu territori en favor de la URSS, i alguns territoris en concret, com la regió de Karelia, varen quedar partits entre ambdós estats.

L'actual Karelia del Nord està situada al sud-est de Finlàndia, limitant amb Rússia. Té una superfície d'uns 22 000 km², dels quals uns 4 000 són aigua en forma de llacs i aiguamolls, i una població de 168 000 habitants repartida en un territori muntanyós, amb una densitat baixa, de 8 habitants per km². És un territori molt fred i dur. A l'hivern no arriben a les 5 hores diàries de llum, podent baixar fins als 30 °C sota zero, i a l'estiu, amb quasi 24 de llum diàries, hi ha una temperatura mitjana de 24 °C. No és un territori en el qual l'agricultura tingui massa possibilitats, i predomina la ramaderia, especialment als anys 70 del segle passat, que és quan transcorre l'acció de la història que us volem explicar.

El fet era que, en aquell entorn quasi de conte, la mortalitat per malaltia isquèmica cardíaca (l'infart) era la més alta del món, com també eren molt elevats el càncer de pulmó i els accidents vasculars cerebrals. La resta de Finlàndia patia els mateixos problemes amb indicadors molt elevats, però les dades de Karelia encara eren més altes que les de la resta del país.

Les autoritats locals n'eren conscients del problema i van demanar ajut al Govern central. Aquest va sol·licitar recolzament tècnic a l'OMS, i així va néixer el Projecte Karelia del Nord.

El primer que es va fer va ser estudiar què estava passant i per què estava passant.

Recordeu que en primer capítol parlàvem de la segona revolució epidemiològica. Passada la II Guerra Mundial, es va produir al món desenvolupat un canvi de paradigma en la càrrega de malaltia. Els antibiòtics s'havien estès i semblava que les malalties infeccioses estaven ja destinades a quasi desaparèixer. En canvi, predominaven les malalties cròniques no transmissibles i, entre elles, la cardiopatia isquèmica, la hipertensió i els accidents cerebrals vasculars, a més de la diabetis, les malalties respiratòries cròniques i altres.

Va sorgir amb força el concepte de factor de risc, que es defineix com un element o característica mesurable que té una relació causal amb l'augment de freqüència d'una malaltia i que, per tant, també pot ser considerat com un factor predictiu del risc de patir una malaltia.

Cap als anys 50 del segle passat, es van posar en marxa diversos estudis dirigits a investigar els factors de risc relacionats amb la cardiopatia isquèmica, i entre ells va destacar el Framingham Heart Study (estudi del cor de Framingham). Framingham és una població de l'estat de Massachussets, als Estats Units d'Amèrica. L'estudi, iniciat el 1948 i encara en marxa, va consistir en el seguiment al llarg del temps d'un grup de 5 209 homes i dones sans d'entre 30 i 62 anys. En monitoritzar a aquestes persones es va veient quines malalties van apareixent i quins factors hi poden estar relacionats. És el que se'n diu un estudi de cohorts, i una de les seves primeres conclusions va ser que els alts nivells de colesterol en sang i la hipertensió eren importants factors de risc relacionats amb l'aparició de malaltia cardíaca coronària (infart i angina de pit), i que com a causa primària hi havia la dieta. A aquests dos factors posteriorment s'hi va afegir el tabaquisme.

En el cas de Karelia, els primers anàlisis van destacar que aquests tres factors eren molt elevats, especialment entre els homes. A l'inici del projecte, el 1972, els nivells de colesterol en sang era de 6,9 mmol/L de mitjana entre els homes i de 6,8 entre les dones, considerant que el valor màxim és de 6,2, amb un valor desitjables de 5,2. Per tant, tan homes com dones tenien un nivell de colesterol en sang força elevats. La tensió arterial era de 149/92 i de 153/92 en homes i dones, respectivament, quan el valor de referència és de 120/80. També tenien la tensió arterial molt alta. Per últim, un 52 % dels homes eren fumadors habituals i, en canvi, només ho eren un 10 % de les dones. La mortalitat per malaltia coronària cardíaca era de 672 morts per cada 100 000 habitants homes entre 35 i 64 anys, i la de càncer de pulmó en homes del mateix rang d'edat era de 147 per cada 100 000. En canvi, l'activitat física que feien els ciutadans era alta, i el sedentarisme i la obesitat no eren un gran problema en aquells moments.

Tot apuntava a que la causa de la elevada mortalitat es trobava a l'estil de vida i, concretament, la dieta.

Van veure que la gent s'alimentava de gran quantitat de greixos i productes lactis, i que les carències a la ingesta de verdures i les grans quantitats de sal podien ser-hi darrera del problema. No es cuinava amb olis vegetals, sinó amb greix. Era lògic: eren essencialment grangers i s'alimentaven d'allò que més produïen, i no hi havia costum de menjar verdures, ja que el territori no era l'adequat per la seva producció i la importació elevava considerablement els preus.

Habitualment, quan un pacient presenta uns factors de risc elevats, com el colesterol o la hipertensió arterial, el metge recomana un tractament, ja sigui amb fàrmacs o amb dieta, per tal de corregir aquests factors de risc i, per tant, disminuir el risc de patir la malaltia. Però quan volem millorar els indicadors de tota una població, l'abordatge és diferent.

Com més elevat és, per exemple, el nivell de colesterol en sang, més alt és el riscs de mort. Els tècnics del Projecte North Karelia, amb

75

Pekka Puska al front, un jove i idealista metge salubrista de 27 anys, parlaven d'un 25 % de la població en estudi amb colesterol molt elevat, un 70 % dins de la normalitat, i un 5 % baix. Efectivament, el risc de morir per cardiopatia isquèmica (CI) era molt més elevat entre els de major risc, però entre aquells que tenien valors normals i baixos també existia el risc de morir per CI, encara que més baix. Però eren molts més els que tenien un risc moderat o baix, amb la qual cosa, fins i tot si elimenéssim els factors de risc, seguiria havent-hi una mortalitat relativament important. Amb els seus càlculs, un 61 % de la mortalitat per CI tenia uns valors de colesterol normals o baixos, mentre que eren un 39 % els morts que tenien valors alts o molt alts. Fins i tot en absència de factors de risc hi ha mortalitat per CI. Es calcula que un 20 % de la mortalitat per CI es podria prevenir reduint un 10 % dels nivells de colesterol del conjunt de la comunitat, mentre que reduint un 25 % els nivells de colesterol en aquells de major risc només podríem prevenir un 5 % de la mortalitat. El que fan els factors de risc és augmentar la probabilitat de morir per aquesta causa. Des d'un abordatge comunitari, no n'hi ha prou amb tractar aquelles persones que tenen un major risc, sinó que cal treballar amb tota la comunitat, encara que aparentment no presentin factors de risc. Cal que tota la població baixi els nivells de colesterol. Aquest va ser un canvi de visió fonamental.

Ara sabem que allò que anomenem determinants socials de la salut, és a dir, les condicions econòmiques i socials que influeixen en les diferències individuals i grupals en l'estat de salut, tenen molt més impacte sobre la salut que no pas les intervencions individuals com els consells o el tractament.

El que calia, per tant, era apostar per la prevenció comunitària, i no tan sols pel tractament d'aquells amb major risc. Actuar sobre tota la població, encara que no tingues clínica ni factors de risc, per tal d'evitar la malaltia. És el que en diem prevenció primària.

I com fer-ho?

Segons l'OMS, la «promoció de la salut és el procés de capacitar a les persones per a controlar i millorar la seva salut».

Calia canviar els estils de vida, i, principalment, la dieta i el tabac. I, en primer lloc, calia demostrar i convèncer de que era possible fer-ho. Ja em dit que el clima era desfavorable per a la producció de verdures i fruites, però a l'estiu es produïen baies, gerds, nabius i altres fruits vermells, així com el ruibarbre, fins aleshores poc valorats i considerats més aviat aliments per a les besties, que podien constituir una bona alternativa a la manca de fruites i verdures.

Van contactar amb els grangers, productors de llet, carn i greixos animals. Malgrat una forta oposició inicial, finalment els van convèncer de dedicar més terrenys al conreu d'aquests fruits en lloc de a la producció de lactis i greixos, així com a la producció de soja i altres oleaginoses vegetals resistents al fred per substituir els greixos i la mantega a la cuina. També varen treballar amb els productors de salsitxes, un producte típic, per anar substituint els greixos del seu farcit per bolets locals i baixar els continguts de sal. L'acceptació va ser notable. També van impulsar la congelació d'aquests fruits per tal de possibilitar la seva venda durant tot l'any.

Ja tenien matèries primes noves i més sanes. Calia introduir-les a les llars. Es va contactar amb la poderosa associació de mestresses de casa anomenada Martha, i junts van impulsar noves receptes de cuina, basades en la cuina tradicional finlandesa, però més saludables, amb menys greixos, mantegues i sal, i més vegetals.

També va caldre formar i conscienciar els professionals sanitaris. Una intervenció important va ser la creació d'una estructura de serveis que suportés el progrés de la comunitat cap als objectius. Inicialment, no es va augmentar la dotació de metges i infermeres, sinó que es van utilitzar els recursos existents. Especialment exigent va resultar el programa de control de la hipertensió, però també es va requerir el desenvolupament d'un programa de reducció del colesterol i un altre de reducció del tabaquisme. En col·laboració amb la indústria alimentària, es va desenvolupar un projecte per a instaurar mesures no farmacològiques, com la reducció del consum de sal i greixos saturats i del pes. Comerciants i supermercats es van

77

comprometre a fer més fàcil i accessible l'elecció dels productes més saludables, amb un etiquetatge clarament informatiu sobre els riscos de cada aliment i amb un posicionament més visible a les prestatgeries per als productes més saludables.

La lluita contra el tabaquisme era també un dels principals objectius del programa. Es va impulsar una nova legislació per establir espais lliures de fum, i per tal de reduir el consum de tabac es va eliminar tota la propaganda que promogués el tabaquisme, es van posar advertiments als paquets de cigarrets, es va prohibir la venda a menors de 16 anys i un 0,5 % dels impostos del tabac es van destinar a campanyes antitabac i a recerca, junt amb una important campanya de programes divulgatius sobre els riscs del tabac i per deixar de fumar.

Un nou enfocament de la comunicació dirigit a facilitar i sustentar els canvis conductuals va ser una de les peces clau de l'èxit del Programa de Karelia.

En primer lloc, va caldre informar a la població del que s'havia trobat, quin era el problema, quines eren les causes i com les podien superar. Sense aquesta informació no es podia fer res.

Els mitjans de comunicació, especialment radio, premsa i televisió, hi van tenir un rol essencial. En els cinc anys que va durar la primera fase del programa, de 1972 a 1977, es van publicar 1 509 articles als diaris locals respecte a la malaltia isquèmica cardíaca, i més d'un milió i mig de butlletins, fulletons, pòsters, cartells, adhesius i altres materials educatius. Es van fer 251 reunions a escoles, llocs de treball, comerços i mercats, clubs i ONG que van arribar a 20 000 persones de la comunitat.

Els líders d'opinió amb influència sobre la població local van tenir una gran importància. Jugadors internacionals de hoquei sobre gel, un esport amb gran impacte al territori, artistes i intel·lectuals i altres personatges de la comunitat, uns 800 en total, es van manifestar en favor i van col·laborar amb el programa.

La població de Karelia d'aquella època era molt aficionada als concursos, especialment a traves de la televisió, amb temes de l'estil de «com deixar de fumar» o «claus per a la salut». En els programes participaven grups de voluntaris d'alt risc que es reunien amb experts. Els experts discutien a l'estudi els beneficis dels canvis proposats i les eines necessàries per a dur-los a terme. Es van realitzar concursos per a deixar de fumar (*Quit and win*) en relació a les sèries de televisió destinades a promoure la suspensió del tabac. En la primera competència van participar 16 000 persones i es va aconseguir suspendre l'hàbit de fumar durant sis mesos en un 20 % dels subjectes. A les àrees rurals, el colesterol plasmàtic era alt perquè predominava el consum de greixos de la llet. Es va proposar una competència entre pobles fent canvis en la dieta per a baixar el colesterol. La primera competència va ser entre set pobles. Es va mesurar el colesterol als adults de cada poble a l'inici, i després de dos mesos de dieta la disminució de mitjana va ser del 5 % i el poble guanyador va tenir una disminució del 10 %. Amb aquestes eines s'assolien uns alts nivells d'implicació i una molt bona resposta.

Tot plegat, va ser una de les primeres experiències realitzades en una nova disciplina, el màrqueting social, és a dir, l'ús de les tècniques del màrqueting per a difondre idees que beneficiïn a la societat. Els seu objectiu és el canvi de comportament i/o actituds respecte una causa social per aconseguir una determinada conducta del públic al qual va dirigit, i que aquesta beneficiï el grup o el conjunt de la societat, utilitzant una gamma de tècniques i recursos. En el cas de màrqueting relacionat amb la salut, el «bé social» pot articular-se en termes d'aconseguir objectius de comportament específics, assolibles i gestionables, rellevants a la salut que es pretén millorar i a reduir desigualtats en salut.

En resum, un enfocament innovador i rupturista que va donar molts bons resultats i que va obrir la porta a posteriors actuacions a nivell internacional en el camp de la promoció de la salut des del punt de vista comunitari.

Els resultats van ser forts i sostinguts.

Es van canviar hàbits dietètics. Al principi del projecte, un 60 % de la població utilitzava mantega amb el pa, i en 20 anys aquest

79

consum s'havia reduït al 5 %. La llet sencera la consumia un 44 % dels homes i va passar en el mateix període de temps a un 9 %. Els olis vegetals per cuinar, que eren usats per un 2 %, van passar al 34 %, i el consum de sal va passar de 15 grams a 11 en homes; una dieta, per tant, amb menys greixos i menys sal.

El colesterol en sang es va reduir en un 20 % i el consum de tabac diari va passar del 50 % dels homes a un 20 %, tot i que en les dones va augmentar, seguint les tendències dels països desenvolupats.

El resultat final va ser impactant: reducció d'un 50 % en mortalitat per totes les causes i una reducció d'un 73 % en la mortalitat específica per malalties cardiovasculars. L'esperança de vida en néixer i als 65 anys es van incrementar notablement.

Aquest projecte de Karelia del Nord va ser el primer programa integral, basat en la comunitat, transversal i afectant a tot tipus de polítiques que tenien a veure amb la dieta i altres hàbits com el tabaquisme, utilitzant eines de màrqueting social, que va demostrar que un compromís polític i comunitari pot obtenir grans resultats en el terreny de la salut pública.

Els vigilants de la salut, treballant en el terreny de la promoció de la salut, poden obtenir resultats iguals o molt superiors que els millors avenços de la clínica. Karelia i posteriors experiències ho demostren.

# 9
# Les noves oficines

Barcelona, febrer de 2007. Fa uns cinc mesos que uns 1 000 treballadors, principalment administratius, han canviat d'edifici de la feina. Ara són a un edifici ultramodern, dels denominats «edificis intel·ligents».

És un edifici de nova construcció que incorpora sistemes i instal·lacions que permeten una gestió i un control automatitzats i integrats a tot l'immoble, incloent-hi electricitat, il·luminació, climatització amb finestres tancades i circulació d'aire forçat, control d'accessos... Tot molt modern i suposadament sostenible.

Des de fa alguns dies, alguns dels treballadors s'han detectat unes lesions, especialment a les cuixes, que no fan mal, sense recordar cap tipus de traumatisme o similar.

Progressivament, els afectats consulten als seus metges de capçalera corresponents o als metges d'empresa. És un quadre clínic nou, desconegut, i s'està presentant de forma epidèmica, és a dir, amb una alta concentració de casos en un temps i un lloc determinats. La situació es posa en coneixement de l'autoritat de salut pública, en aquest cas, l'Agència de Salut Pública de Barcelona (ASPB). Intervenen els professionals de les àrees de Vigilància Epidemiològica i Salut Laboral. Resulta que, a Barcelona en concret, l'autoritat sanitària laboral rau en el Departament de Treball de la Generalitat, mentre que l'autoritat de salut pública rau en l'ASPB, doncs l'empresa està a la ciutat de Barcelona, i l'assistència sanitària, en el cas que l'origen de la malaltia sigui laboral, correspon a les mútues d'accidents de treball. Per descomptat, a més, l'empresa té els seus propis interessos. A la complexitat d'una malaltia de la qual no en sabem quasi bé res s'hi afegeix la dificultat de coordinar-se sense contradiccions ni superposicions competencials entre tres organismes diferents.

En primer lloc, cal estudiar les lesions. De què estem parlant?

Després de fer les exploracions i els qüestionaris necessaris es veu que els afectats són uns 200 del total de 1 000 treballadors d'aquelles oficines.

Es tracta de lesions enfonsades a les extremitats inferiors que sobre tot afecten a dones, en una proporció aproximada de 6 a 1. Les lesions, visibles i palpables, són semicirculars i tenen uns 2 centímetres d'ample, entre 5 i 20 de longitud, i uns 2 mil·límetres de profunditat, i generalment es troben a la part davantera d'ambdues cuixes, encara que poden presentar-se a un sol costat o, més rarament, a altres parts del cos, com la panxa o els avantbraços. No fan mal, i com a molt poden provocar certa picor, i no es veu cap alteració de la pell.

L'exploració radiològica i ecogràfica no aporta res, no hi ha afectació profunda ni muscular, i sembla que l'alteració es redueix al teixit gras que hi ha sota la pell, especialment, com ja hem dit, a la cara anterior de les cuixes; es la lipoatròfia o atròfia del greix subcutani. Sembla que el procés afecta més a dones, possiblement, perquè elles solen tenir més teixit gras subcutani a aquesta part del cos. Un altre fet sorprenent és que, quan les lesions es troben a les cuixes, solen estar uns 72 centímetres per sobre del nivell del terra.

Coneixem altres causes de lipoatròfia, també anomenada lipodistròfia, relacionada amb les infeccions per VIH (Síndrome de la Immunodeficiència Humana, relacionat amb la SIDA), consistent en la pèrdua de greix en determinades parts del cos, particularment a cara, braços, cames o natges. També podria estar relacionat amb

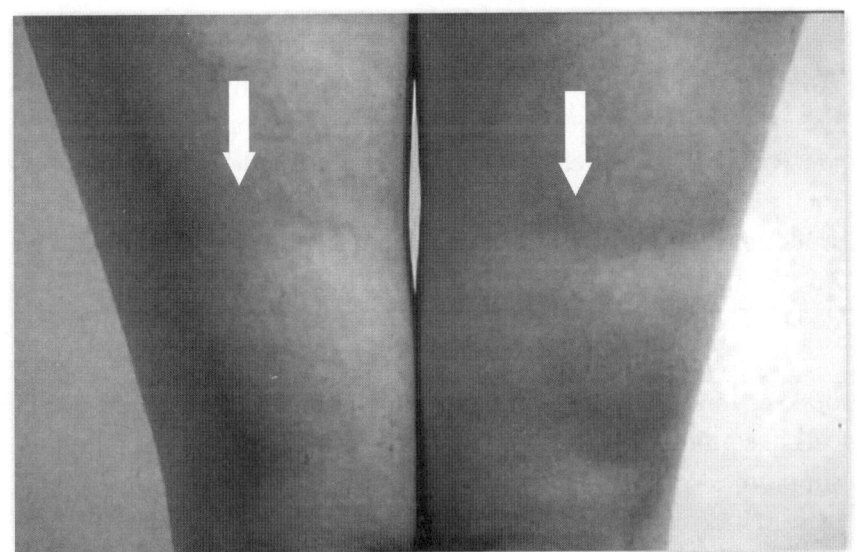

problemes genètics, però aquest clarament no és el cas. El quadre no sembla infecciós i no es contagia. Tampoc sembla que pugui tenir relació amb traumatismes ni ferides. En cap cas la pell i el múscul subjacents estaven afectats, cosa que si passava quan l'atrofia del greix es produïa per aquestes causes esmentades.

El que també es va observar és que quan els afectats feien vacances o per qualsevol causa eren lluny del lloc de treball, en unes setmanes, les lesions solien desaparèixer espontàniament, sense deixar cap tipus de seqüeles. Semblava, per tant, que la malaltia era benigna i reversible sense necessitat de cap mena de tractament físic ni farmacològic.

Tot feia pensar que potser la causa de la malaltia tenia alguna cosa a veure amb el lloc de treball. El cas és que mai s'havia detectat aquesta mena d'afectació ni a Catalunya ni a la resta de l'Estat. I a fora? Hi havia alguna cosa publicada al respecte a la literatura científica? Es va posar en marxa una cerca bibliogràfica a les bases de dades internacionals d'articles mèdics publicats existents, i es van localitzar algunes comunicacions, poques, de casos i episodis similars.

Es va trobar una primera descripció d'aquesta malaltia realitzada per dos metges austríacs l'any 1974, a Innsbruck, i posteriorment,

83

l'any 1981, dos dermatòlegs del St. Bartholomew's Hospital a Anglaterra van descriure cinc casos. Però no és fins al 1995 que es va detectar un brot de 1 300 treballadors d'un banc a Bèlgica, amb una afectació del 85 % dels casos en dones. El cas de Bèlgica, especialment, es va relacionar amb condicions del lloc de treball. Se li donava el nom de lipoatròfia semicircular, és a dir, una atròfia del greix que prenia la forma d'un semicercle. Es relacionava amb la síndrome de l'edifici malalt.

La síndrome de l'edifici malalt és el conjunt de malalties originades o estimulades per la contaminació de l'aire en aquests espais tancats que produeix, en almenys un 20 % dels ocupants, un conjunt de símptomes com ara sequedat i irritació de les vies respiratòries, pell i ulls; mal de cap, fatiga mental, refredats persistents i hipersensibilitats inespecífiques, sense que les seves causes estiguin perfectament definides, tot i que es relaciona amb elements com la ventilació artificial centralitzada amb humitat baixa, el paper, la presència d'ordinadors i cablejat elèctric o la existència de moquetes i revestiments artificials del terra. En la definició clàssica no es feia esment de la lipoatròfia semicircular, però era un punt de partida.

Es va posar en marxa una enquesta epidemiològica, ja sabeu, la cançó d'en Perales: «¿Y cómo es él?, ¿de dónde es?, ¿a qué dedica el tiempo libre?, ¿en qué lugar...?». De quin sexe? Com és la lesió en concret en cada cas? Quin era el seu lloc de treball? Quantes hores treballava? Amb quines eines i materials? En quines posicions? Alimentació? Medicaments? Altres malalties? Activitat física? Com és el lloc on viuen?

En els mesos posteriors a aquest brot, més empreses barcelonines van detectar casos nous a les seves oficines, arribant el mes de juliol, als sis mesos de la declaració dels primer casos, a més de 600, el 88 % dones, en 28 entitats diferents. Totes aquestes empreses tenien una cosa en comú: eren edificis nous o renovats totalment, «edificis intel·ligents».

Amb tots aquests elements es va plantejar una hipòtesi causal.

Els treballadors, quasi bé tots administratius, treballaven assentats davant de taules, amb estructura metàl·lica, mantenint un angle de 90º entre el seu tronc i les cuixes, i un altre angle de 90º entre aquestes i les cames, amb els peus recolzats sobre un reposapeus. Les cuixes pràcticament els hi tocaven amb la vora de la taula, que era prima i angulada. Aquestes taules tenien ordinadors i una multitud de cables que passaven per dins de les seves potes metàl·liques fins arribar al damunt. El terra era recobert d'una superfície sintètica. Les cadires eren, també, d'estructura metàl·lica i amb rodes.

Es va veure que aquestes taules i equipaments no tenien connectada la presa de terra, amb la qual cosa es generaven corrents electromagnètiques que passaven al cos humà amb el contacte entre les cuixes i la vora de la taula. A més de la pressió corresponent per aquesta pressió, es produïa una microdescàrrega elèctrica imperceptible a nivell de la pell en contacte. El punt de coincidència entre la taula i la cuixa estava situat, quan la persona es posava de peus, a 72-73 centímetres del terra. Aquestes microdescàrregues, de forma repetida, lesionaven el greix subcutani de la cara anterior de les cuixes, fent aparèixer les lesions, especialment en les dones, en les quals en aquesta ubicació la capa de greix és més gruixuda.

Els terres, de material sintètic, actuaven com aïllants, mentre que la climatització provocava que hi hagués un nivell d'humitat ambiental més baix de l'habitual, per sota del 40 %, la qual cosa facilitava la generació de camps electromagnètics i electricitat estàtica.

La presentació de lesions a avantbraços o abdomen podia estar relacionada amb altre tipus de feina, com la neteja, en el curs de la qual, en inclinar-se per netejar, es produïa el contacte entre el seu cos i la vora de la taula o altres superfícies similars.

Era una hipòtesi. N'hi havia d'altres, com les relacionades amb malformacions arterials, poc freqüents com per afectar a tanta gent en un espai concret i un temps determinat. D'altra banda, si en retirar a l'afectada del seu lloc de treball la lesió revertia, la teoria de la malformació era poc consistent, com tampoc ho era la que ho relacionava amb microtraumatismes repetits en un mateix lloc. En aquest cas, tot coincidia amb la tesi plantejada pels salubristes a càrrec de la investigació.

Només hi havia una manera de demostrar si s'havia encertat: comprovar si, en eliminar els factors abans descrits, la malaltia desapareixia.

Així es va fer. Els departaments de Salut i de Treball de la Generalitat van considerar la malaltia com a accident laboral i van elaborar un protocol de tractament, el primer que es feia al món orientat a la lipoatròfia semicircular.

Aquest protocol essencialment recomana modificar les vores de les taules, fent que siguin més gruixudes i arrodonides i no en angle i primes, per tal de minimitzar el risc de microdescàrregeues; aïllar el màxim possible els cablejats elèctrics, connectant la estructura metàl·lica de les taules de treball i connectant aquesta a la presa de terra de protecció del circuit elèctric; i mantenir uns nivells d'humitat ambiental per damunt del 50 %.

L'experiència de la implantació d'aquestes mesures ha possibilitat que el numero de casos de lipoatròfia semicircular s'hagi reduït molt notablement.

La salut laboral es defineix com el conjunt d'actuacions, prestacions i serveis de salut destinats a vigilar, promocionar i protegir la salut individual i col·lectiva dels treballadors, del seu entorn laboral i de les condicions en què es realitza. A la pràctica, suposa un treball transversal i multidisciplinari que afecta a totes les branques de la salut pública.

Es calcula que, de mitjana, passem entorn d'un 30 % de la nostra vida en el treball o anant i venint d'allà. L'impacte potencial sobre la nostra salut, tant física com mental, és notable. D'aquí que la salut laboral sigui una de les parts més importants de la salut pública.

# 10
# Els mosquits

Castiglione di Cervia i Castiglione di Ravena són dues petites poblacions, amb uns 3 700 habitants, a la costa adriàtica d'Itàlia, a uns 25 kilòmetres al sud de Ravenna. A l'estiu del 2007 alguns dels seus habitants van començar a presentar un quadre clínic de mal de cap; dolors intensos a les articulacions i a la musculatura; uns *rash*, és a dir, erupcions a diverses parts del cos; conjuntivitis i febre relativament alta, per damunt de 39 ºC. Els metges no sabien què era ni d'on venia.

Els epidemiòlegs, junt amb alguns especialistes en malalties infeccioses, van sospitar que, per les característiques que presentaven, es tractava d'infeccions produïdes per arbovirus, una família de virus que es sol transmetre per picades de mosquits, generalment del gènere *Aedes*. El diagnòstic final va ser de chikungunya, una malaltia tropical transmesa pels mosquits *Aedes aegypti* o *Aedes albopictus*, més conegut com a mosquit tigre. Chikungunya és una paraula del dialecte kimakonde, un dialecte bantú, que significa «doblegar-se», com a conseqüència dels dolors articulars que produeix. Té una taxa de mortalitat baixa, un 4 %, però és extremadament dolorosa i invalidant, amb una fase aguda d'uns 8 dies aproximadament. No té tractament específic ni vacuna, fins al moment.

Però Ravenna està lluny del tròpic, i els pacients no s'havien mogut de l'entorn. No havien viatjat al tròpic.

Mitjançant l'enquesta epidemiològica, els responsables de la vigilància epidemiològica de la zona van arribar a identificar una persona que va arribar de viatge des de Kerala, a l'Índia, una zona endèmica de chikungunya, a principis de juny. Possiblement era el pacient 0, el que va importar la malaltia a Itàlia.

Els fets eren estranys, però simples. El turista italià que viatjà a l'Índia va rebre la picada d'un mosquit infectat, el qual li va transmetre la malaltia, que al cap d'uns 8-10 dies, ja a Itàlia, va iniciar els símptomes. El període de transmissibilitat, és a dir, quan pot encomanar-se la malaltia, és d'una setmana, aproximadament, des de l'inici de la clínica. La infecció no es transmet de persona a persona, sinó que cal que un mosquit femella piqui a una persona infectada per infectar-se i transmetre-ho a una altra persona. Per transmetre's la infecció, cal que un mosquit infectat piqui a una persona sana i li transmeti el virus. Si no hi ha mosquit, encara que hi hagi una persona infectada, no es pot transmetre. El mosquit és imprescindible per transmetre la infecció.

Al final de l'estiu, eren 247 les persones amb símptomes de chikungunya a aquell territori.

L'*Aedes aegypti* era inexistent a Itàlia en aquelles dates, però el mosquit tigre (*Aedes albopictus*) sí que hi era en aquella zona d'aiguamolls.

Però, si el mosquit tigre és característic del sud-est asiàtic, què hi feia a Itàlia?

La història és la següent: el mosquit tigre, com ja hem dit, originari de zones de l'Àsia sud-oriental, sol viure en forats d'arbres de les selves tropicals, i requereix ambients humits i càlids.

El 1979 era freqüent el comerç de cobertes usades de rodes de pneumàtics des dels països asiàtics cap a Europa. Sembla que, en alguns d'aquells ports llunyans, després d'una forta pluja que va emmagatzemar aigua a l'interior de les cobertes de pneumàtics que estaven a la coberta d'un vaixell de càrrega, alguns mosquits tigre que eren per allà van decidir que els pneumàtics amb aigua eren molt semblants als seus forats dels arbres i s'hi van ubicar.

El vaixell va anar cap a Albània, i allà van descarregar pneumàtics i mosquits, que ja havien posat els seus ous durant el viatge. I el mosquit tigre va arribar a Europa.

En altres circumstàncies ambientals els mosquits possiblement no haurien sobreviscut, però el clima ja era més càlid, i es van estendre i progressar.

Albània està a l'altra banda de l'Adriàtic. Itàlia no està lluny, i allà van arribar.

Però què és el mosquit tigre?

Es tracta d'un mosquit que mesura entre 2 i 10 mil·límetres, amb unes característiques ratlles blanques a les potes, el cos i el cap, la qual cosa recorda, d'alguna manera, a un tigre. Els ous d'*Aedes albopictus*, uns 70 o 100 per posta, són molt resistents i poden sobreviure als hiverns mediterranis, a més de poder transmetre els virus als seus descendents. Els mosquits tigre solen viure i reproduir-se en bassals d'aigua dolça estancada i tranquil·la, sense moviment, que poden ser petits. Tenen un cicle vital d'uns 10 dies i els ous es transformen en larves cap a la primavera. Finals d'estiu i tardor són els períodes més favorables pel seu desenvolupament. No solen allunyar-se del seus nius més de 400 metres, i acostumen a volar baix. Al contrari del que fan altres especies de mosquits, també piquen de dia; és la femella qui ho fa, i les picades són doloroses.

La mala noticia és que, a més de ser molestos i dolorosos, poden transmetre, com ja hem comentat, arbovirosis com, a més del ja esmentat chikungunya, el dengue, la Zika, la febre groga i, amb menor freqüència, la febre del Nil Occidental. Estem parlant d'una zoonosi.

A principis de segle, cap als anys 2000, els únics mosquits que ens empipaven a Catalunya eren els mosquits autòctons, els de sempre, els de cada estiu, que ens picaven si ens descuidàvem.

Però vet aquí que a l'agost de l'any 2004, a Sant Cugat del Vallés i a Cerdanyola del Vallés, ja es va detectar la presència de mosquit tigre, possiblement arribats amb algun transport des d'algun altre país afectat. L'any següent ja eren set els municipis afectats. El 2006 eren 26. A l'any 2024, 18 anys després de les primeres deteccions a Sant Cugat, tot el litoral i bona part de municipis de l'interior de Catalunya estan afectats pel mosquit tigre.

Com ha estat possible això?

L'*Aedes albopictus* ha arribat, ara cal que s'hi trobi prou bé com per quedar-se i reproduir-se. Això vol dir temperatura adequada i humitat.

El mosquit tigre necessita temperatures que no baixin dels 10 ºC, i això està passant a Catalunya. Sap adaptar-se molt bé als entorns urbans, on troba múltiples espais amb tolls d'aigua on viure. No té necessitat de massa aigua; un tap d'ampolla de plàstic, embornals dels carrers, desaigües, pneumàtics i similars abandonats, plats de testos, bidons, fons de piscines o d'aigüeres, galledes o gerros de flors als cementiris; quelcom, mentre contingui una mica d'aigua de pluja, és suficient. Eliminar el mosquit tigre un cop s'ha aposentat és extremadament difícil, doncs és molt resistent, fins i tot als insecticides convencionals.

A més dels casos importats que rebem a Catalunya de viatgers que han tornat dels tròpics, ja comencem a tenir casos autòctons, per exemple, de dengue. Un brot com el d'Itàlia no és impossible a casa nostra.

Les temperatures mitjanes a Catalunya, i especialment als entorns de la costa mediterrània, estan pujant notablement en els darrers anys i les temporades càlides s'estan allargant, mentre que les fredes disminueixen.

El canvi climàtic ha permès que tinguem unes temperatures en les quals el mosquit tigre i altres artròpodes abans aliens poden proliferar. La globalització ha ajudat a que insectes tropicals puguin arribar fàcilment i de forma viable a casa nostra. La globalització, amb el transport i el comerç intercontinental, ha facilitat la seva arribada.

Què hi podem fer?

El cert és que, quan el mosquit tigre ha arribat a un territori, no ha estat possible el fer-lo fora o eliminar-lo.

Però sí que es poden fer, i es fan, coses per controlar-lo. En aquest aspecte, les grans fumigacions no estan indicades per la contaminació que poden ocasionar. El que sí cal fer és localitzar i suprimir els espais i objectes en els que l'aigua es pot emmagatzemar, allò que a Llatinoamèrica s'anomena «descacharrizar».

És important, per tant, informar i educar a la població. En aquest sentit, hi ha experiències exitoses a Catalunya en què els infants de les escoles realitzen tasques voluntàries de vigilància i informació en la comunitat, després d'haver rebut unes xerrades al respecte, dotant-los de kits de mostreig d'aigües per identificar larves, assolint uns bons nivells de resposta i resultats. Vidreres o Vilanova i la Geltrú en són exemples, entre molts altres. En aquest cas, els vigilants de la salut són els ciutadans.

La salut humana està estretament interconnectada amb la salut animal i la salut ambiental. Aquests són els principis de la estratègia de Una sola salut (One Health).

L'estratègia One Health suposa vigilar i controlar allò que passa en el nostre entorn, tan ambiental com animal, compartir i integrar aquestes informacions, i actuar mitjançant estratègies conjuntes i sinèrgiques; en aquest cas, es tracta de la temperatura ambiental i els moviments dels insectes.

Amb aquesta visió, s'han constituït diversos serveis de vigilància i control dels mosquits a Catalunya.

La plataforma Mosquito Alert està coordinada per quatre institucions públiques de l'àmbit de la investigació científica: el CREAF (Centre de Recerca Ecològica i Aplicacions Forestals), la Universitat Pompeu Fabra (UPF), l'ICREA (Institució Catalana de Recerca i Estudis Avançats) i el CEAB-CSIC (Centre d'Estudis Avançats de Blanes). És un projecte de ciència ciutadana que té com a missió la vigilància dels mosquits a Catalunya, especialment de les espècies invasores, com per exemple el mosquit tigre, mitjançant una

91

aplicació (http://www.mosquitoalert.com/ca/projecte/envia-datos/) a la qual qualsevol persona pot enviar fotos de mosquits observats, ajudant així a la identificació de l'existència i l'extensió de les diverses especies de mosquits.

La Mancomunitat Intermunicipal Voluntària del Servei de Control de Mosquits de la Badia de Roses i del Baix Ter (https://serveicontrolmosquits.org/) va ser fundada l'any 1982 amb l'objectiu de vigilar i controlar mitjançant els tractaments adients les plagues de mosquits d'una zona rica en aiguamolls i, per tant, especialment afectada, així com educar i divulgar mesures preventives a la població escolar i general.

Igualment, el Consorci de Polítiques Ambientals de les Terres de l'Ebre (COPATE) (https://www.copate.cat/ca) té funcions similars a les terres de l'Ebre, així com el Servei de Control de Mosquits del Consell Comarcal del Baix Llobregat (https://www.elbaixllobregat.cat/en/content/servei-de-control-de-mosquits), creat l'any 1983 i amb una notable activitat de recerca, responsabilitzant-se de la vigilància, la prevenció i el control dels mosquits als aiguamolls del Llobregat i la zona central de la costa catalana.

Tots aquests serveis formen part de la xarxa de vigilància i control dels mosquits, i col·laboren amb els diversos departaments responsables del tema de la Generalitat de Catalunya (Salut, Medi Ambient, Territori...).

I el mosquit tigre ja no està acompanyat només pels nostres mosquits de sempre. Arriben noves espècies com *Aedes japonicus*, o *anopheles*, portadors del paludisme, a més d'altres bestioles, com algunes especies de paparres com *Hyalomma lusitanicum*, que poden transmetre la febre de Crimea-Congo, la malaltia de Lyme o la febre botonosa mediterrània.

Mosquits, chikunguya, zika, dengue, febre groga i altres infeccions, però també la calor extrema, són efectes negatius del canvi climàtic o, més correctament, de la crisi climàtica.

# 11
# La calor i el canvi climàtic

Primeres hores de la tarda a Puente de Vallecas, a Madrid. És el 16 de juliol de 2022. Estem en mig d'una forta onada de calor. Un treballador de la neteja està fent la seva feina al carrer. Té 60 anys. Hi ha 42 °C de temperatura ambiental. Sobtadament, cau en rodó. El serveis d'emergència constaten que l'home té una temperatura corporal de 41 °C. El diagnòstic és un cop de calor. El cop de calor es produeix quan els mecanismes de regulació de la temperatura del cos fracassen en un entorn de calor extrema. La vasodilatació i el suor, eines per mantenir aquest equilibri, són insuficients, malgrat que el pacient begui líquids abundants. La temperatura corporal augmenta fins a més de 40 °C: la pell s'envermelleix, s'escalfa i està seca. Han fracassat els mecanismes de compensació del cos. El cor, la respiració i el sistema nerviós central es veuen afectats, i es produeix el coma i, freqüentment, la mort.

Posteriorment, es veu que l'uniforme que portava, i també els seus companys, és de polièster, una matèria artificial que manté la calor i dificulta la transpiració. Malgrat ser traslladat urgentment a l'hospital, unes hores després mor.

Tres dies després, aquest cop a Móstoles, un treballador de 56 anys que estava fent feina a l'interior d'una nau, que va arribar a estar a

93

46 ºC de temperatura, cau desplomat i, hores després, també mor, amb una temperatura corporal de 42,9 ºC. El diagnòstic és també un cop de calor.

Durant aquesta onada de calor de juliol van morir, pels seus efectes, 123 persones a Espanya.

No era la primera vegada que succeïa.

L'estiu de 2003 va ser el més calorós viscut mai a França, i especialment a París, des que hi ha registres. La onada de calor del mes d'agost va estar acompanyada per una forta contaminació per ozó, produint-se un excés de mortalitat de 14 800 persones, un 60 % per damunt respecte de la mortalitat esperada. No va ser tan sols a París, sinó a tot Europa. Les prediccions meteorològiques deien que no seria el darrer dels episodis de calor extrema en els propers anys com a conseqüència del canvi climàtic.

Moltes ciutats europees, acostumades a unes temperatures més suaus als estius, no estaven preparades, i París n'era un exemple. Els aires condicionats no eren freqüents en llocs com les residències d'avis. La climatització del transport públic era inexistent. Els habitatges estaven pensats per temperatures més fredes, no pel calor extrem.

A Catalunya i a l'Estat espanyol, més acostumats a la calor, també estàvem més preparats, però no del tot. Tot i que no sabem les xifres exactes, va haver-hi uns 6 500 morts a Espanya, segons l'Instituto Carlos III, dels quals 2 000 van ser a Barcelona, així com un augment entorn del 7 % en els ingressos no programats als hospitals catalans. Calia prendre mesures.

L'any següent, 2004, el Departament de Salut de la Generalitat de Catalunya va posar en marxa el Pla operatiu per prevenir els efectes de la calor sobre la salut (POCS), amb els objectius de predir amb la màxima anticipació que permeten els mitjans tècnics les possibles situacions meteorològiques de perill; minimitzar els efectes negatius de les onades de calor sobre la salut de la població a Catalunya; i coordinar les mesures i els recursos existents a Catalunya per fer front

94

a una possible onada de calor. Aquest Pla s'activa anualment entre l'1 de juny i el 30 de setembre, i s'implementa mitjançant la coordinació entre els diversos departaments de la Generalitat afectats, el servei meteorològic, els proveïdors del sistema sanitaris, les entitats representatives dels ens locals i l'Agència de Salut Pública de Catalunya.

Uns plantejaments similars es van fer a la resta de l'Estat. Els estius següents, excepte el 2008, van ser més suportables.

Cada cop són més freqüents les onades de calor, és a dir, períodes de tres dies o més amb temperatures per damunt de les màximes referenciades establertes, que al nostre entorn solen estar en uns 32 ºC. Actualment, a Catalunya tenim el triple d'onades de calor que a meitats del segle xx.

La realitat és que és més important l'amplada diferencial entre temperatura màxima i mínima i la durada dels episodis de calor que no la temperatura assolida. Si el canvi és ràpid i la diferencia de temperatura dia-nit és poca, l'organisme té més dificultats per adaptar-se i pot fallar, incrementant la mortalitat, no tan sols pels anomenats cops de calor, sinó sobre tot en gent gran i/o amb patologies cròniques importants, així com els ingressos hospitalaris i les demandes a urgències. Falla allò que se'n diu homeòstasi, el control de la calor per part del nostre organisme mitjançant la vasodilatació o la sudoració, especialment en entorns amb humitats molt altes que impedeixen la evaporació de la suor i la pèrdua de calor corresponent, afectant molt especialment i amb més gravetat a persones grans; malalts crònics, especialment cardíacs, respiratoris i neurològics; pacients amb problemes de salut mental, persones sotmeses a determinats tractaments farmacològics, nadons i infants petits i treballadors a l'aire lliure.

La mortalitat per causes naturals a Barcelona augmenta un 1,1 % per cada 10 % de la nit en la qual se superen els 23 °C, les nits tropicals, i fins a un 9,2 % en les rares ocasions en les quals no es baixa d'aquesta temperatura en tota la nit. Un estudi apunta que a major intensitat de la calor nocturna la mortalitat s'eleva un 16 % a

95

Espanya. Temperatures corporals superiors a 41 ºC suposen situacions crítiques, mentre que a partir de 43 ºC no és compatible amb la vida.

Però els efectes de la calor ocasionada pel canvi climàtic depenen també de factors socials i ambientals. Si viviu al barri del Raval de Barcelona, és probable que d'aquí al 2040 hagueu de suportar una mitjana anual de 58 nits tòrrides, aquelles en què la temperatura no baixa dels 25 graus. En el període 1987-2016 eren 31,18. En canvi, si residiu al barri de Sarrià, viureu una mitjana de 18,76 nits tòrrides, un augment important, també, respecte a la mitjana de 4,79 nits en el període 1987-2016.

Es calcula que, a les ciutats europees, més del 4 % de la mortalitat estival està causada per la calor i, concretament a Barcelona, el 15 % de les morts prematures s'atribueix a l'efecte d'illa de calor, consistent en un increment de les temperatures, especialment nocturnes, a l'interior de les ciutats, en comparació amb el seu entorn rural, de 10 a 15º de diferència en les temperatures diürnes, i entre 5 i 10º en les temperatures nocturnes. Aquest efecte d'illa de calor es d'origen antropogènic, es a dir, humà, degut a un fenomen produït per l'alçada dels edificis i l'orientació dels carrers, que produeixen el que se'n diu un «canó urbà» en disminuir la ventilació dels carrers pels materials utilitzats, com l'asfalt o el formigó; l'albedo, és a dir, el color d'edificis i carrers, més grisos i foscos, que retenen la escalfor; o els aparells d'aire condicionat i el tràfic, que aporten més calor a l'entorn. A tot això, junt amb aquesta acumulació de calor, i també per la menor velocitat de l'aire corrent, es produeix una «càpsula de gasos», és a dir, un increment de la contaminació a l'interior de la ciutat, amb un major efecte sobre les persones.

Ciutats amb més zones verdes o amb aigua ajuden a combatre aquests efectes, així com un planejament urbanístic adequat. Es calcula que l'augment d'un 30 % dels espais verds pot reduir la temperatura en 1,3ºC i disminuir un terç la mortalitat prematura deguda a la illa de calor.

L'any 2023, després del fort impacte de la calor durant l'estiu de 2022 que va batre el record de víctimes mortals atribuïbles a aquesta causa a Catalunya, més de 12 000 durant l'estiu, la qual cosa suposa un augment d'un 50 % de la mortalitat atribuïble al calor l'any 2018, i davant les perspectives pel 2023, el Departament de Salut va activar el POCS a mitjans d'abril en lloc de l'1 de juny, com era habitual.

Dins del Pla es contemplen diverses mesures. Es pretén predir amb la màxima anticipació possible les situacions de risc meteorològic per tal de posar en marxa les alertes pertinents i minimitzar els riscos, activant els avisos a la població per tal de reguardar-se dels efectes de la calor. A més, s'actualitzen els censos de persones fràgils dels ajuntaments i els CAP per tal de portar un control reforçat sobre aquestes persones, especialment les que viuen soles, mitjançant visites domiciliàries o trucades telefòniques. També s'estableixen refugis climàtics, consistents en espais públics amb refrigeració, per tal que els ciutadans que no disposin de mitjans a les seves llars puguin passar unes hores amb temperatures adequades. Per últim, s'estableixen limitacions d'horaris i condicions laborals per determinades feines, especialment les que es desenvolupen a l'aire lliure o en condicions de molta calor. Cal recordar que la legislació limita a 27 ºC la temperatura màxima als treballs en espais tancats.

L'increment de temperatures extremes, especialment de calor, amb allargament dels períodes de calor i escurçament dels de fred és un exemple de les conseqüències del canvi climàtic. Però no és l'única.

L'ONU defineix el concepte de canvi climàtic com «un canvi de clima atribuït directament o indirectament a l'activitat humana que altera la composició de l'atmosfera mundial i que es suma a la variabilitat natural del clima observada durant períodes de temps comparables». Hi ha qui parla de l'antropocé com l'època en què les activitats humanes, antropogèniques, van començar a provocar canvis biològics i geofísics a escala mundial, que s'inicià amb la Revolució Industrial i dura fins als nostres dies.

97

El fet clau és la contaminació atmosfèrica, és a dir, la presència a l'aire d'una substància estranya, o una variació significativa en la proporció dels seus constituents, susceptible de provocar un efecte perjudicial o crear una molèstia. Aquesta contaminació depèn d'alguns paràmetres com són l'emissió, és a dir, allò que surt a l'atmosfera directament des del focus contaminant, per la xemeneia de la fabrica o la refineria, per entendre'ns; la immissió, que és la concentració d'aquests contaminants a nivell del terra, i, a la pràctica, es tracta d'allò que les persones que habiten en el radi d'acció de la contaminació acaben respirant o patint; i un tercer factor que és el temps de residència, és a dir, quant de temps estan presents els contaminants en un territori determinat, que ve condicionat, a més de per les característiques del contaminant, de les condicions meteorològiques, especialment del vent i la pluja. D'aquest tres elements dependrà l'acció dels contaminants sobre la salut humana, però també sobre l'entorn.

En situació ideal, la llum del Sol impacta sobre la Terra com una radiació calorífica d'ona curta i rebota sobre la superfície del planeta retornant cap a l'atmosfera en forma de radiació infraroja d'ona llarga. Bona part de la escalfor que ens arriba es dissipa i així es manté una temperatura acceptable. Però, quan es forma a nivell de la troposfera, la capa baixa de l'atmosfera, una mena de capa de gasos anomenats d'efecte hivernacle, generats majoritàriament per l'acció de l'ésser humà, aquest rebot que hem explicat no es produeix o no ho fa amb la intensitat que ho hauria de fer, provocant un segrest d'aquesta radiació infraroja que s'hauria de dissipar i l'escalfament pertinent de la superfície terrestre. Això és el que ens està passant, i és la causa del canvi climàtic i de les seves conseqüències. És l'escalfament global.

Aquests gasos d'efecte hivernacle són generats, com ja hem dit, per l'activitat humana; són, per tant, antropogènics, i deriven essencialment de l'ús de combustibles orgànics (petroli i derivats) relacionats amb el transport automobilístic i la indústria, però també

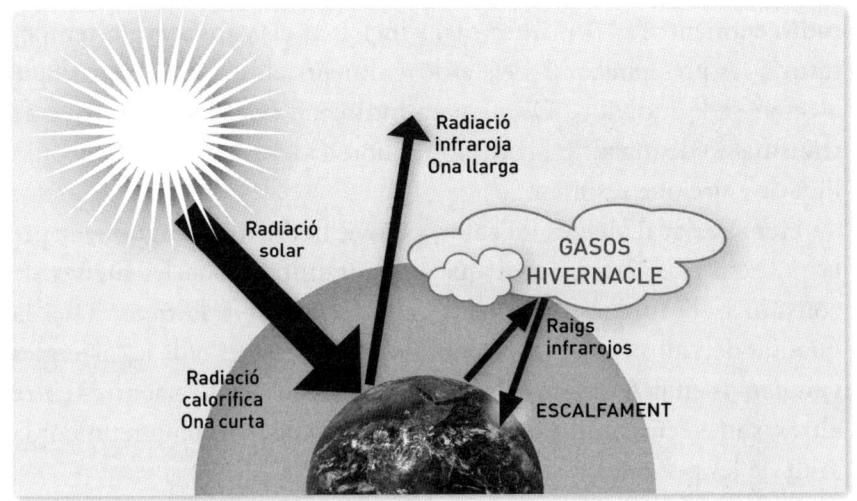

Radiació
infraroja
Ona llarga

Radiació
solar

GASOS
HIVERNACLE

Raigs
infrarojos

Radiació
calorífica
Ona curta

ESCALFAMENT

per l'agricultura i la ramaderia, que s'han incrementat enormement en els darrers temps, especialment a partir de la Segona Revolució Industrial, accentuant i accelerant els canvis ja esmentats.

Els més destacats entre aquests gasos són el diòxid de carboni ($CO_2$), el metà ($CH_4$), l'òxid nitrós ($N_2O$), l'ozó o els halocarbons: els hidrofluorocarburs (HFC), els perfluorocarburs (PFC), l'hexafluorur de sofre ($SF_6$) i el trifluorur de nitrogen ($NF_3$).

I quines són les conseqüències? Doncs, a més de les climàtiques, com la presència de temperatures extremes, sequeres i inundacions en diverses parts del món, augment de la temperatura i alçada dels oceans com a resultat del desglaç dels pols, entre d'altres, podem parlar d'un gran impacte sobre la salut dels éssers vius i, per tant, de les persones.

El canvi climàtic és la major amenaça per a la salut mundial del segle XXI. Entre 2030 i 2050, l'OMS preveu que el canvi climàtic provocarà prop de 250 000 morts addicionals per any degut a desnutrició, malària, diarrea i estrès tèrmic. Gairebé el 70 % de les morts al món són causades per malalties que l'escalfament climàtic podria agreujar, segons l'informe publicat enguany per l'IPCC, el panell climàtic de l'ONU. El canvi climàtic pot afectar la salut directa i

99

indirectament. En el primer cas, s'inclouen els canvis en la temperatura, les precipitacions i els esdeveniments climàtics extrems, que afecten cada individu. De manera indirecta, pot afectar les vies de transmissió de malalties, la disponibilitat d'aigua i aliments, i la qualitat de l'aire que respirem.

Hem parlat d'onades de calor, però el fred extrem, agudizat per la pobresa energètica, igual que la contaminació de les aigües de consum i oceàniques, la sequera, els efectes sobre la quantitat i la qualitat dels aliments, l'increment de contaminants o de les al·lèrgies i els canvis en la ecologia dels vectors, com mosquits i paparres entre altres, són efectes també de la crisi climàtica que afecten greument la salut de les persones.

Però ens ho estem prenent prou seriosament? Hi ha molta gent que creu i diu que o no existeix el canvi climàtic o s'exagera. Cal deixar-ho clar: la crisi climàtica és un fet real i molt greu, el perill més greu a què la humanitat s'enfronta, i no tenim tractaments ni vacunes contra la crisi climàtica.

Diuen que si posem una granota viva en un cossi amb aigua bullent saltarà d'immediat en sentir el dolor de la cremada. En canvi, si la posem en un cossi d'aigua a temperatura ambient i, mica a mica, l'anem apujant fins a l'ebullició, no se n'adonarà i acabarà cuinada. És el que en diem la síndrome de la granota bullida. No és tan diferent la situació de la segona granota de la que pateix la humanitat en el moment actual.

Què estan fent els vigilants de la salut, en aquest cas els de salut ambiental, per evitar o minimitzar la catàstrofe?

Tenim dos grans enfocaments estratègics bàsics d'actuació: el de mitigació, que busca la reducció de gasos hivernacles vessats, i el d'adaptació, basat en establir mecanismes de resiliència.

Un exemple d'aplicació de les estratègies de mitigació pot ser l'acord de París de 2015, que pretén la disminució d'un 50 % de les emissions contaminants pel 2030 i arribar al 0% d'emissions contaminants el 2050, i per assolir-ho es busca fer tots els esforços necessaris, posant límits a l'increment de les temperatures per a no superar el màxim de 1,5 graus a finals d'aquest segle. Per ara, no sembla que anem massa per bon camí per aconseguir-ho.

Un exemple d'estratègies d'adaptació són les anteriorment esmentades d'acció contra els efectes de la calor. El fet és que la major part dels plans d'acció plantejats són de tipus mixt.

Ja hem parlat en capítols anteriors de la estratègia Una sola salut (One Health). Aquesta és una de les estratègies fonamentals pels serveis de salut pública conscients en el moment actual: tenir cura de la salut animal i de la salut ambiental per assolir uns bons nivells de salut humana.

Una eina essencial consisteix en l'establiment de serveis de vigilància i alerta precoç de tempestes, inundacions, onades de calor o malalties relacionades amb vectors o la qualitat de l'aigua i l'aire, i les seves modelacions temporals respectives, la qual cosa permetria establir mecanismes de resposta ràpida. Sobre aquesta base, els CDC (centres per a la prevenció i el control de malalties) dels EUA han plantejat l'estratègia denominada BRACE (Building Resilience Against Climate Effects), consistent en un procés de cinc passos que permet als funcionaris sanitaris desenvolupar estratègies i programes per a ajudar les comunitats a preparar-se per als efectes sanitaris del canvi climàtic: 1) previsió; 2) anàlisi de càrrega de malaltia; 3) avaluació d'intervencions; 4) planificació; i 5) avaluació de l'impacte de les accions realitzades.

Una part d'aquest esforç consisteix a incorporar dades atmosfèriques complexes i projeccions climàtiques a curt i llarg termini a les activitats de planificació i resposta de la sanitat pública. La combinació de dades i projeccions atmosfèriques amb l'anàlisi epidemiològica permet als vigilants de la salut ambientals anticipar-se, preparar-se i respondre amb major eficàcia a una sèrie d'impactes sanitaris sensibles al clima.

Malauradament, encara hi ha molts països que han de desenvolupar estratègies en aquest sentit.

101

Catalunya té establert el Marc estratègic de referència d'adaptació al canvi climàtic per a l'horitzó 2030 (ESCACC 30), que es marca els següents objectius en el terreny de la salut per aquest termini del 2030:

— 1) garantir l'efectivitat de les actuacions de vigilància i control sanitari de l'aigua i dels aliments davant els impactes del canvi climàtic.

— 2) prevenir, vigilar i controlar les malalties transmeses per vectors.

— 3) millorar la qualitat de l'aire per complir amb els nivells d'emissions contaminants recomanats per l'Organització Mundial de la Salut i reduir l'impacte de la contaminació atmosfèrica en la salut, especialment en la dels grups de risc més vulnerables.

— 4) reduir l'impacte de temperatures extremes en la salut, especialment en la dels grups de risc més vulnerables.

— 5) millorar la generació i la transferència de coneixement sobre els impactes del canvi climàtic en la salut.

Hi serem a temps? No serà per la manca d'esforços dels vigilants de la salut de l'àmbit de la salut ambiental, però això no ho podem assolir sols. Una mica més de compromís i d'esforç per part del món industrial i polític seria d'agrair.

# 12
# El diagnòstic precoç

La Carla és una dona de 54 anys. Encara se sent i és jove, té moltes coses a fer i molts plans a la seva vida. Es manté en bona forma física, fa exercici. Té cura de la seva dieta i del seu pes. «Dieta mediterrània», diu ella quan li pregunten quins menjars li agraden. No fuma ni beu alcohol. Ja hem dit que es preocupa de la seva salut. Cada tres anys es realitza la prova de detecció de càncer de coll d'úter. Fa dos anys es va fer la primera mamografia dins del programa de detecció precoç del càncer de mama, que va ser negativa. Fa pocs dies ha rebut una nova carta de sanitat en què se la torna a convocar per fer-se la mamografia de control. Ella s'ha fet la palpació mamaria tal com li va ensenyar la infermera del seu centre d'atenció primària, i s'ho fa tot sovint. Val la pena anar-hi? Tot està bé. Certament, és una prova que no fa cap mal, però és una molèstia haver d'anar al centre de referència tot plegat. Tot està bé. Finalment es decideix. «Va, només és una estona».

El dia indicat va al centre hospitalari que li han assignat a la convocatòria. Li fan la mamografia. Cap molèstia. Cap a casa.

Han passat alguns dies. Dos radiòlegs, cadascun per la seva banda, han revisat la mamografia de la Carla. Un d'ells ha decidit que era normal. L'altre creu que hi veu unes imatges lleus, però sospitoses. Entra en joc el tercer radiòleg, que també creu que la mamografia és positiva. Pot ser que hi hagi un càncer. No és segur. Mai es segur amb una mamografia.

Des del centre sanitari es posen en contacte amb la Carla i li expliquen què passa. Caldrà fer més proves, com, per exemple, una punció sobre aquella zona de la mama on creuen que hi ha la lesió. Passats uns dies, a la consulta del ginecòleg, li fan la punció. Uns dies després ja tenen el resultat: hi ha cèl·lules neoplàsiques. La Carla té un càncer de mama.

El càncer de mama és la malaltia neoplàsica, el càncer més freqüent, entre les dones al nostre entorn. Es calcula que l'any 2020 hi havia 2,2 milions de casos a tot el món i que 685 000 dones van morir com a causa de la malaltia. A Catalunya es detecten uns 4 500 casos anuals i moren unes 1 000 dones, generalment majors de 50 anys.

És un dels principals problemes de salut a casa nostra. Però tenim eines per lluitar-hi, i molt efectives, fins al punt que, si es detecta a temps, més del 95 % dels casos es curen.

Efectivament, la Carla és operada. Ha calgut una intervenció molt poc invasiva: no li han hagut de fer una mastectomia, és a dir, no li han hagut d'extirpar la mama afectada. Estava en una fase molt inicial. La recuperació serà ràpida. Els oncòlegs, els especialistes en càncer, decidiran si cal afegir quimioteràpia o irradiació. La Carla se'n sortirà bé, sense mutilacions. Encara té molts anys de vida per davant.

Ja hem parlat en capítols anteriors de què és la prevenció primària, consistent en actuar sobre persones sanes per tal d'evitar que emmalalteixin. Les vacunes en són l'exemple. Però també és important detectar precoçment l'existència d'una malaltia que no ha expressat encara cap mena de signes ni símptomes, o fer-ho en una fase molt precoç, per tal d'evitar complicacions i millorar les seves perspectives de salut. És el que en anomenem prevenció secundària, actuar sobre persones suposada o aparentment sanes per tal de diagnosticar la malaltia, encara prou amagada, i tractar-la en les millors condicions. Es tracta de fer el diagnòstic precoç de la malaltia i actuar contra ella en fases més inicials, amb la qual cosa s'aconsegueixen millors perspectives de curació, fins a un 95 %, i una menor agressivitat en el tractament.

La idea és practicar un test capaç d'identificar alguns aspectes de la malaltia abans que aquesta sigui clínicament evident, com hem dit abans. En el cas del càncer de mama, aquest test és la pràctica de la mamografia, una mena de radiografia, totalment indolora i no invasiva, capaç de discernir alguns signes compatibles amb el càncer, com poden ser microcalcificacions o densitats no habituals.

A Barcelona, i posteriorment a tot Catalunya, des de 1995 està en marxa el Programa de Detecció Precoç del Càncer de Mama, que ofereix gratuïtament cada dos anys a totes les dones residents al país una exploració mamogràfica, i, en cas de ser sospitosa o positiva, també comporta la pràctica de la resta d'exploracions i tractaments pertinents mitjançant circuits urgents específics, amb uns índexs d'acceptació en torn del 70 % o més, depenent dels anys, detectant un càncer aproximadament en un 5 % de les mamografies realitzades, i assolint en els darrers anys una reducció de la mortalitat superior al 25-30 %. Un molt bon resultat.

La mateixa estratègia de cribratge, així en diem a aquesta metodologia, s'utilitza, per exemple, per detectar el càncer de coll de matriu amb el test de Papanicolau; en el càncer de colon mitjançant la detecció de sang oculta en femta; o amb el test de la tuberculina respecte de la tuberculosi.

Un test de detecció precoç requereix que sigui acceptable, és a dir, que no comporti dolor o molèsties excessives a aquells a qui se'ls hi practiqui; s'ha de realitzar pel diagnòstic de malalties curables i amb garantia de tractament ràpid; i ha de ser fiable, és a dir, hem de tenir un alt nivell de seguretat sobre la veracitat del test.

Aquesta és una qüestió important. No hi ha cap test que sigui fiable al 100 %, sempre caldrà verificar-ho amb altres proves. En el cas del càncer de mama, si hi ha una mamografia amb signes que suggereixin una sospita de la malaltia es practicarà posteriorment una punció o una biòpsia per confirmar o descartar el diagnòstic.

Parlem de falsos positius quan un test ens dona positiu malgrat no existir realment la malaltia, o de falsos negatius quan el test ens dona

105

negatiu malgrat existir realment la malaltia. És important conèixer, per a cada test (mamografia, sang oculta, etc.), quins són els seus nivells de fiabilitat. Per a això s'analitzen paràmetres com el valor predictiu positiu, que respon a la pregunta «si tinc un test positiu, quina és la probabilitat de que realment pateixi la malaltia?», o el valor predictiu negatiu, que respon a la pregunta «si tinc un test negatiu, quina és la probabilitat de no tenir realment la malaltia?». En el cas de la mamografia, tot i que els valors poden variar depenent de la expertesa dels radiòlegs, el valor predictiu positiu està entorn del 60-65 %, i el negatiu, de 92 a 95 %.

També utilitzem dos paràmetres més: la sensibilitat i la especificitat. Mentre que amb els valors predictius abans esmentats partim del fet de què disposem del resultat d'un test, en aquets cas és al reves. Si sabéssim del tot cert si tenim o no la malaltia, fins a quin punt seria previsible que un test em sortís positiu o negatiu? El cas de la sensibilitat, es respon a «si tinc una malaltia, quina és la probabilitat de que el test em surti positiu?», i per la mamografia sol estar en torn del 78-80 %, i el cas de la especificitat es respon a «si sé del tot cert que no tinc una malaltia, quina és la probabilitat de que el test em surti negatiu?», i sol estar al voltant de 85-90 %.

En resum, «fins a quin punt me'n puc fiar d'aquest test?». Cal avançar que els tests habitualment utilitzats tenen uns alts nivells predictius, tan positius com negatius. Si no fos així, no tindria sentit practicar el test. Malgrat que cal ser conscients que un test, el que sigui, positiu o negatiu, no sempre és la confirmació o la negació d'un diagnòstic definitiu, el seu nivell de fiabilitat és prou alt com perquè valgui la pena practicar-ho. Els valors de la mamografia són alts, per la qual cosa són molt fiables, tot i que, com dèiem, cal confirmar-ho amb altres proves.

Amb les diverses eines de cribratge podem estar segurs que es salven un munt de vides. Aquesta és una de les feines que fan els vigilants de la salut de la prevenció de la malaltia.

# 13
# El dia a dia dels vigilants de la salut a Catalunya

En els capítols anteriors hem vist alguns dels aspectes de l'actuació del vigilants de la salut dels serveis de salut pública, especialment a Catalunya; fets concrets que donen una imatge del que fa la nostra gent, els salubristes, davant de situacions concretes i especials com brots epidèmics o episodis crítics.

Aquests darrers anys, els serveis de salut pública han estat protagonistes d'un fet extraordinari com ha estat la pandèmia de la COVID 19. Però més enllà d'aquests fets, d'aquesta gran pandèmia, els professionals de la salut pública fan una tasca en el dia a dia silenciosa, modesta, allunyada de les portades, fins al punt que la seva activitat i els seus resultats sense els quals la vida de la nostra societat no seria la mateixa, són els grans desconeguts del sistema sanitari per a la població general, però també pels mateixos sanitaris.

La salut pública no té glamur, però ens permet viure més segurs i, tot sovint, també millor.

Aquesta feina del dia a dia és, precisament, la que evitarà en moltes ocasions que es presentin episodis com alguns dels esmentats en aquest llibre.

Dèiem que la salut pública és el conjunt organitzat d'actuacions dels poders públics i de la societat en el seu conjunt per tal de protegir i promoure la salut de les persones, prevenir la malaltia i tenir cura de la vigilància de la salut.

Els nostres serveis de salut pública són multidisciplinaris per definició. Els nostres professionals provenen de diverses titulacions acadèmiques, complementades, però, per un vernís comú: el mètode epidemiològic, que no és el mateix que la vigilància epidemiològica. L'epidemiologia, entesa com a mètode, és, segons el Diccionari de l'Associació Internacional d'Epidemiologia, «l'estudi de la distribució i dels determinants dels estats o esdeveniments relacionats amb la salut de determinades poblacions, i l'aplicació d'aquest estudi al control dels problemes sanitaris», i està pensada per a respondre a preguntes com «qui té què?», «quan?», «on?» i «per què?».

Com està organitzada la salut pública a Catalunya?

L'article 148 de la Constitució espanyola i la Llei General de Sanitat atorguen competències en els àmbits de la sanitat i la higiene a les Comunitats Autònomes, mentre que l'Estat manté competències plenes en sanitat exterior, bases i coordinació general de la sanitat, relacions i acords internacionals, i legislació sobre productes farmacèutics. L'article 162 de l'Estatut de Catalunya de 2006 diu literalment: «Correspon a la Generalitat, en matèria de sanitat i salut pública, la competència exclusiva sobre l'organització, el funcionament intern, l'avaluació, la inspecció i el control de centres, serveis i establiments sanitaris». Per tant, Catalunya té tota la capacitat d'organitzar com cregui oportú els serveis de salut pública.

En el moment actual, és el Departament de Salut de la Generalitat de Catalunya, mitjançant l'Agència de Salut Pública de Catalunya (ASPCAT), qui exerceix aquestes competències en tot el territori català, a excepció de la ciutat de Barcelona i la Val d'Aran. A Aran, els serveis de salut pública, com els assistencials, són prestats pel Servici Aranès de Benèster e Salut, i a Barcelona ciutat, mitjançant l'Agència de Salut Pública de Barcelona (ASPB), ens constituït en un 60 % per l'Ajuntament de Barcelona i en un 40 % per la Generalitat de Catalunya, i que agrupa les competències municipals i autonòmiques en un sistema de «finestreta única» en una sola administració.

Concretament, parlem dels serveis relacionats amb vigilància epidemiològica i de la salut pública, promoció de la salut i prevenció de la malaltia, protecció de la salut, seguretat alimentària, salut laboral, salut ambiental, drogodependències i addiccions, i la xarxa de laboratoris de salut pública, estesa pel conjunt del Principat.

A més, els ens locals, els ajuntaments, tenen competències concretes en el terreny de la salut pública, com són els serveis mínims en les següents matèries:

a) l'educació sanitària en l'àmbit de les competències locals.

b) la gestió del risc per a la salut derivat de la contaminació del medi.

c) la gestió del risc per a la salut pel que fa a les aigües de consum públic.

d) la gestió del risc per a la salut als equipaments públics i als llocs habitats, incloses les piscines.

e) la gestió del risc per a la salut en les activitats de tatuatge, micropigmentació i pírcing.

f) la gestió del risc per a la salut derivat dels productes alimentaris en les activitats del comerç minorista, del servei i la venda directa d'aliments preparats als consumidors, com a activitat principal complementària d'un establiment, amb repartiment a domicili o sense, de la producció d'àmbit local i del transport urbà. Se n'exclou l'activitat de subministrament d'aliments preparats per a col·lectivitats, per a altres establiments o per a punts de venda.

g) la gestió del risc per a la salut derivat dels animals domèstics, de companyia, salvatges urbans i de les plagues.

h) la policia sanitària mortuòria en l'àmbit de les competències locals.

i) les altres activitats de competència dels ajuntaments en matèria de salut pública, d'acord amb la legislació vigent en aquesta matèria.

D'altra banda, també l'Atenció Primària de Salut desenvolupa tasques, compartides amb l'ASPCAT, en els camps de la prevenció de la malaltia i la promoció de la salut. Concretament, l'ASPCAT és la peça central del sistema de salut públic català i està distribuïda per tot el territori de Catalunya a través dels seus serveis territorials, un per cada una de les regions o vegueries del Principat, comptat amb un total de més de 1 000 professionals, sense incloure-hi els reforços que es van posar en marxa durant la pandèmia de la COVID 19 (uns 1 200), entre, sobretot, metges, infermers i veterinaris, però també biòlegs, psicòlegs, químics, farmacèutics i administratius i personal de serveis de recolzament, i amb un pressupost molt escàs, en torn del 2 % del total del pressupost del sistema sanitari català.

Tota aquesta gent fa una sèrie de tasques que no solen sortir a la llum, però que garanteixen que la nostra comunitat pugui viure força arrecerada dels riscos de l'entorn contra la salut.

Per posar un exemple, l'ASPCAT, durant un any estàndard, i deixant de banda l'esforç extraordinari per atendre la pandèmia, ha continuat la seva activitat del dia. La gent ha continuat menjat aliments segurs, s'han controlat brots epidèmics d'altres malalties infeccioses, que no s'han aturat, i s'ha continuat promovent hàbits més saludables.

Algunes dades: tots els animals, mamífers i aviram, que es sacrifiquen als escorxadors de Catalunya, uns quasi 6 milions de caps de bestiar, són supervisats per un veterinari de Salut Pública que garanteix que la carn que arribi als mercats i als consumidors estigui en plenes condicions de salubritat; s'han produït unes 35 000 inspeccions realitzades a establiments de l'àmbit alimentari i entorn de 25 000 mostres analitzades i 370 000 determinacions analítiques; més de 400 alertes alimentàries de mitjana anual gestionades; entre 3 i 3,5 milions de vacunes distribuïdes; uns 13 500 d'inicis de demanda de tractament a la Xarxa d'Atenció a les Drogodependències i uns 7 500 pacients amb tractament substitutiu d'opiacis; més de 500 notificacions al Servei d'Urgències de Vigilància Epidemiològica de Catalunya, la qual cosa vol dir que les 24 hores del dia, els 7 dies a la setmana, hi ha un reten d'epidemiòlegs de guàrdia per atendre les emergències que es puguin produir a tot el Principat, Aran i Barcelona ciutat inclosos; i entre 650 i 700 brots epidèmics anuals en un any.

No és només la COVID 19. Diàriament, els vigilants de la salut treballen per a tots nosaltres modestament, sense sorolls, i amb una gran efectivitat.

# 14
# Epíleg

En aquestes pàgines he intentat apropar la feina d'un grapat de persones que fan una tasca desconeguda per la major part de la població, però imprescindible per tal que la nostra societat sobrevisqui, funcioni i progressi. Són aquelles i aquells a qui en el títol d'aquest llibre hem volgut dir els vigilants de la salut, aquells que ens dediquem a la salut pública.

En els capítols anteriors, heu pogut llegir fets relacionats amb microorganismes, però també lligats a hàbits i entorns. I és que la salut pública té una dimensió més enllà de la biologia que està molt relacionada amb els entorns i les circumstàncies en les quals naixem, ens criem, vivim i treballem: els determinants socials de la salut.

Rudolph Virchow, un metge i polític alemany del segle XIX, va afirmar que «La medicina és una ciència social i la política no és més que medicina en gran escala», i amb això volia dir que en el binomi salut-malaltia hi intervenen molts altres factors a més dels purament biològics, i que els socials i econòmics en són transcendentals. Aquesta és una gran diferència en l'enfocament diferencial entre clínics, els metges assistencials i salubristes.

Un epidemiòleg americà, Fitzhugh Mullan, va dir que un salubrista ha de tenir les característiques de tres personatges concrets

113

i prou famosos, el Quixot, Robin Hood i Maquiavel: Quixot per l'idealisme; Robin Hood per la cerca de la justícia, la equitat i la lluita contra les desigualtats; i Maquiavel pel pragmatisme i per la capacitat diplomàtica i negociadora necessària per assolir els seus objectius. Si realment hom vol dedicar-se a la salut pública, requereix aquestes qualitats per fer front a un món ple d'inequitats i plenament globalitzat.

El salubrista és a prop, molt a prop, massa a prop, de l'entorn polític, i això li comporta haver de moure's en entorns complexos, en els quals la negociació és necessària, així com l'empatia i la capacitat de persuasió. Ha de tenir iniciativa, capacitat autocrítica, voluntat de servei a la comunitat i uns bons coneixements i capacitat organitzativa. Pot ser que aquests requeriments siguin una de les causes de que la nostra especialitat sigui de les menys escollides en la formació MIR. En tot cas, n'estem orgullosos i no volem canviar.

Puc estar equivocat, però, si un dels principals objectius de la salut pública és la lluita contra les inequitats, resulta que la salut pública és una de les eines més revolucionaries de què disposa la humanitat. Fer salut pública no és tan sols gestionar brots epidèmics, com el COVID 19. És això, però també és més que això. Es voler canviar les coses, el funcionament de la societat, i fer-la més justa i equitativa.

Diuen que la salut pública és «L'esforç organitzat per a protegir, promoure i restaurar la salut de les persones, mitjançant accions col·lectives». Això és cabdal. La salut pública, els salubristes, treballa per la col·lectivitat, amb la col·lectivitat i des de la col·lectivitat, i els seus principals objectius consisteixen en reduir les desigualtats, controlar els riscos, tan socials com de l'entorn que puguin afectar a la salut de la població, i afavorir l'accés a les millors condicions de salut possibles, i això implica valorar les necessitats de salut de la població i desenvolupar i ajudar a desenvolupar polítiques que puguin, directa o indirectament, influir sobre la salut de la comunitat.

Sir Michael Marmot, un dels pares d'aquesta nova salut pública, va dir: «com a estudiant de medicina vaig aprendre que tenir un títol

114

de metge no significa que hi entenguis de salut. Si vols entendre per què i com la salut es distribueix d'una forma determinada, cal entendre la societat». I per entendre la societat cal entendre per què es comporta d'una manera i no d'una altra.

Podríem escriure moltes més anècdotes i vivències de la salut pública, però aquest llibret pretén ser un «menú de tast», una mica de cada, per donar una visió general de què és la salut pública, i qui són i què fan els vigilants de la salut.

En paraules de la senyora Monica Begin, exministra de salut de Canadà: «Quin sentit té curar les persones i enviar-les de nou a les condicions que les emmalalteixen?». Aquesta és la veritable funció de la salut pública: canviar les coses. O, com a mínim, és així com jo l'entenc.